Kliniktaschenbücher

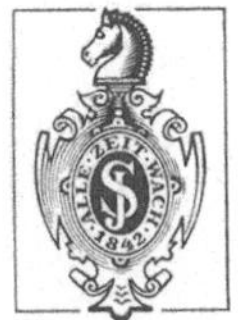

Wolfgang Raab

Mykosebehandlung mit Imidazolderivaten

Mit 41 Abbildungen und 19 Tabellen

Springer-Verlag
Berlin Heidelberg New York 1978

Univ. Doz. Dr. Wolfgang Raab
Facharzt für Dermatologie
Walfischgasse 3, A-1010 Wien

ISBN-13: 978-3-540-08806-6   e-ISBN-13: 978-3-642-66980-4
DOI: 10.1007/ 978-3-642-66980-4

CIP-Kurztitelaufnahme der Deutschen Bibliothek.
Raab, Wolfgang· Mykosebehandlung mit Imidazolderivaten —
Berlin, Heidelberg, New York Springer, 1978 (Kliniktaschenbucher)

Satz- G Appl, Wemding Druck aprinta, Wemding
2121/3140-543210

Geleitwort

Spricht man von antimikrobieller Therapie, so wird dabei meist an antibakterielle Wirkstoffe gedacht, an die zahlreichen Antibiotika und Chemotherapeutika, die heute dem Arzt auf diesem Gebiet zur Verfügung stehen.

Richtet man jedoch den Blick auf die Möglichkeiten der gegen Pilze gerichteten antimikrobiellen Therapie, so bietet sich ein völlig anderes und weit weniger erfreuliches Bild: Für die systemische Behandlung stehen zur Zeit insgesamt nur vier Wirkstoffe zur Verfügung, und jeder dieser Wirkstoffe ist durch erhebliche Nachteile in seiner Anwendbarkeit beschränkt. Auf der anderen Seite wird eine große Zahl von Antimycetika für die externe Therapie angeboten.

Dermatologen und Gynäkologen setzen heute verschiedenste Wirkstoffe zur Mykosebehandlung ein, aber noch immer fehlen optimale Chemotherapeutika, die die Eigenschaften: hoher Wirkungsgrad, breites Wirkungsspektrum, geringe Toxizität, gute Bioverfügbarkeit bei topischer wie systemischer Anwendung und geringe Neigung zur Induktion von Erregerresistenzen oder abbauenden Enzymen beim behandelten Patienten in sich vereinen. In den letzten Jahren hat es jedoch immer mehr Anlaß gegeben zu hoffen, daß uns bald ein Antimycetikum zur Verfügung steht, daß die geforderten Eigenschaften zumindest zum größten Teil besitzt. Diese Hoffnung wird durch die Erfahrungen mit den neu entwickelten Antimycetika aus der Reihe der Imidazolderivate begründet.

Als experimentell und praktisch-klinisch tätiger Dermatologe, bzw. Dermato-Pharmakologe hat sich W. Raab mit den Problemen der topischen antimikrobiellen Therapie durch viele Jahre beschäftigt. Anhand des Econazols setzte er sich ausführlich mit der Familie der Imidazolderivate auseinander, sowohl von seiten ihrer antimikrobiellen Eigenschaften als auch von der Seite der Klinischen Pharmakologie. Unter Einbeziehung der weltweit publizierten Literatur über die Imidazolderivate mündeten diese Untersuchungen nun in die vorliegende Monographie, die der Springer-Verlag in seine Serie Kliniktaschenbücher übernahm. Hierfür werden die Mykologen aller Sparten Dank wissen.

Durch die ausführliche Darstellung dieser neuen Antimycetikagruppe vermittelt W. Raab dem Leser genauere Kenntnisse über eine Wirkstoffklasse, die aller Voraussicht nach in Zukunft noch bestimmender in der Chemotherapie der Mykosen sein wird als sie es jetzt bereits ist. Daß sich die Substanz Econazol wie ein roter Faden durch das ganze Buch verfolgen läßt und etwas ausführlicher gewürdigt wird als Clotrimazol und Miconazol geht auf die persönliche Forschungsarbeit des Autors zurück. Jedenfalls sind die in diesem Buch enthaltenen Informationen hochaktuell und für jeden, der sich auf dem Gebiet der antimycetischen Chemotherapie fortlaufend orientieren will, ein wichtiges Hilfsmittel.

So ist dem vorliegenden Buch zu wünschen, daß es in dem gleichen Maße erfolgreich und entwicklungsträchtig sein wird, wie es die von ihm beschriebenen Antimycetika sind.

Aachen, Juni 1978 Wolf Meinhof

Vorwort

Mit der Zunahme mikrobieller Infektionen insbesondere solcher durch verschiedene Pilzgattungen gewinnt die antimikrobielle Therapie in allen medizinischen Fachgebieten immer größere Bedeutung. Aufgrund ihrer besonderen pharmakologischen Eigenschaften und ihres breiten antimikrobiellen Spektrums rückt eine Substanzgruppe immer mehr in den Vordergrund: die Imidazolderivate, zu denen Clotrimazol, Miconazol und sein Stereoisomer Isoconazol sowie Econazol gehören. Diese Substanzen wirken nicht nur gegen alle Arten humanpathogener Pilze, sondern auch gegen grampositive Bakterien. Aus diesem Grund werden diese Verbindungen auch als *Breitspektrumantimikrobika* bezeichnet.

Vom Standpunkt des Klinischen Pharmakologen aus ist der Einsatz der Imidazolderivate zur Behandlung von Haut- und Schleimhautmykosen zu begrüßen. Die angeführten Verbindungen sind gut verträglich und führten bisher noch in keinem einzigen Fall zur Sensibilisierung. Auch konnten bisher keine Resistenzentwicklungen von klinischer Relevanz beobachtet werden. Dem Galeniker ist es möglich, Imidazolderivate in zahlreiche Vehikel einzuarbeiten, wodurch dem Therapeuten läsions- und lokalisationsgerechte Anwendungsformen für alle Haut- und Schleimhautveränderungen zur Verfügung gestellt werden können.

Nach experimenteller Untersuchung und klinischer Einführung von Clotrimazol und Miconazol wurde vor kurzem die letzte Entwicklung auf dem Gebiet der antimikrobiell wirksamen Imidazolderivate vorgestellt: das Econazol. Die praktischen therapeutischen Erfahrungen mit Econazol in der Mykosebehandlung entsprachen den hohen Erwartungen, die aufgrund pharmakologischer Untersuchungsergebnisse in diese Substanz gesetzt wurden.

In den letzten Jahren wurden neue Erkenntnisse auf dem Gebiet der Hautoberflächenbiologie erarbeitet; die Veränderungen der Mikroben an der Hautoberfläche bei verschiedenen Erkrankungen und unter der Einwirkung verschiedener Therapieformen waren Gegenstand ausführlicher Untersuchungen. Aus den Ergebnissen lassen sich neue Gesichtspunkte für die Behandlung länger bestehender entzündlicher Hautläsionen ableiten.

Die weltweite Zunahme mikrobieller Infektionen an Körperoberflächen, die Änderung des Konzeptes hinsichtlich der Bedeutung antimikrobieller Wirkstoffe bei länger bestehenden entzündlichen Hautveränderungen und die Verbesserung der Behandlungsmöglichkeiten durch Einführung einer neuen Substanzklasse lassen es angezeigt erscheinen, die Richtlinien der Lokalbehandlung mikrobieller Infektionen und Sekundärbesiedlungen neu zu überdenken.

In dem vorliegenden „Kliniktaschenbuch" soll nun einerseits die antimikrobielle Oberflächenbehandlung mittels Imidazolderivaten ausführlich besprochen werden, andererseits müssen auch die theoretischen Grundlagen und pharmakologischen Voraussetzungen bei der Einführung neuer Therapeutica Erwähnung finden. Dem praktizierenden Arzt sowie dem experimentell tätigen Mediziner wird anhand der Leitsubstanz Econazol die heute verlangte Basisinformation über Antimycetica und Antimikrobica ganz allgemein gegeben. Insbesondere müssen die Forderungen des Klinischen Pharmakologen Berücksichtigung finden. Auch die viel diskutierte Frage nach dem Sinn oder Unsinn einer Kombination antimikrobieller Wirkstoffe mit Glucocorticoiden in der Oberflächentherapie soll beantwortet werden.

Anhand der modernsten antimikrobiellen Wirkstoffe soll dieses Büchlein die Gesichtspunkte bei der Entwicklung neuer Oberflächenantimikrobica zusammenfassend darstellen. Dem praktizierenden Arzt wiederum muß gezeigt werden, welche Behandlungsergebnisse er mit dem Einsatz solcher Substanzen in optimalen Grundlagen erwarten kann. Es mag nicht uninteressant sein, einmal zu prüfen, welche Erfolge bei Einsatz optimaler Wirkstoffe in der Mykosebehandlung zu erzielen sind. Die Einführung der Imidazolderivate hat die Möglichkeit der antimikrobiellen und insbesondere der antimycetischen Lokalbehandlung wesentlich bereichert und verbessert. Die Gründe hierfür werden in dieser Monographie dargelegt. Möge dieses „Kliniktaschenbuch" wie seine Vorgänger dazu beitragen, das

VIII

Wissen und das Verständnis für die klinische Anwendung neu entwickelter Wirkstoffe zu vertiefen.

Für die Überlassung von Abbildungen danke ich Herrn Dr. S. Ånséhn, Linköping (Abb. 7), Herrn Dr. M. Dorn, München (Abb. 31), Herrn Dr. D. Grigoriu, Lausanne (Abb. 30), Herrn Prof. Dr. H.-J. Preusser, Darmstadt (Abb. 6, 12–19), Herrn Prof. Dr. H. Rieth, Hamburg (Abb. 39, 40), und Herrn Prof. Dr. B. Winblad, Umea (Abb. 7).

Wien, Juni 1978   Wolfgang Raab

Inhaltsverzeichnis

1   Einleitung 1

1.1   Allgemeines zur antimikrobiellen Therapie 1
1.2   Mikrobielle Erkrankungen von Haut und
       Schleimhaut 3
1.3   Antimikrobielle Wirkstoffe zur lokalen Anwendung . . 5

2   Breitspektrumantimikrobika zur lokalen Anwendung . 9

2.1   Vorbemerkungen 9
2.2   Desinfizientien und Antiseptica 10
2.3   Antibiotica 10
2.4   Chemotherapeutica 11
2.5   Antimikrobiell wirksame Imidazolderivate 12
2.5.1   Allgemeines 12
2.5.2   Chlormidazol 16
2.5.3   Clotrimazol 16
2.5.4   Miconazol und Isoconazol 17
2.5.5   Econazol 18
2.5.6   Wertung der Imidazolderivate 21

3   Econazol 24

3.1   Allgemeines 24
3.2   Chemische Struktur 24
3.3   Physikalische Eigenschaften 25
3.4   Antimikrobielles Spektrum 26

3.4.1   Wirksamkeit gegen Pilze   26
3.4.2   Antibakterielle Aktivität   35
3.4.3   Vergleich der antimikrobiellen Aktivität von Econazol
        mit anderen Lokaltherapeutica   39
3.4.4   Aktivität gegen Protozoen (Trichomonaden)   46

**4   Allgemeine Mikrobiologie der Imidazolderivate zur
         lokalen Anwendung**   47

4.1   Vorbemerkungen   47
4.2   Wirkungsweise   48
4.2.1   Morphologische Befunde   48
4.2.2   Biochemische Effekte   56
4.2.3   Angriffspunkte an der Zelle   58
4.3   Resistenz und Toleranz   59
4.4   Wechselwirkungen mit anderen Verbindungen   61
4.4.1   Vorbemerkungen   61
4.4.2   Proteine   61
4.4.3   Lipide   62
4.4.4   Glucocorticoide   64
4.4.5   Antibakterielle Substanzen   70
4.4.6   Antimycetische Substanzen   70
4.4.7   Antibakterielle Substanzen und Glucocorticoide . . .   71
4.4.8   Schlußfolgerungen   71
4.5   Untersuchungen zur Bioverfügbarkeit   72

**5   Therapeutischer Einsatz der Imidazolderivate zur
         Behandlung von Mykosen beim Tier
         (experimentelle Therapie)**   74

5.1   Lokale Anwendung   74
5.2   Systemische Anwendung   75

**6   Allgemeine Pharmakologie der Imidazolderivate
         bei Mensch und Tier**   77

6.1   Pharmakologische Eigenschaften (ohne antimikrobielle
        Wirkungen)   77

6.2	Absorption, Exkretion und Metabolisierung bei Tieren	77
6.2.1	Systemische Applikation	77
6.2.2	Lokale Anwendung auf Haut und Schleimhaut	81
6.3	Absorption, Exkretion und Metabolisierung beim Menschen	82
6.3.1	Systemische Anwendung	82
6.3.2	Lokale Anwendung auf der äußeren Haut	84
6.3.3	Lokale Anwendung am Vaginalepithel	85
6.3.4	Schlußfolgerungen	86
6.4	Sensibilisierung	86
6.4.1	Vorbemerkungen	86
6.4.2	Versuche zur systemischen Sensibilisierung am Tier	88
6.4.3	Versuche zur lokalen Sensibilisierung am Tier	88
6.4.4	Sensibilisierung des Menschen	89
6.5	Anaphylaktoidie	89
7	**Toxikologie der Imidazolderivate**	94
7.1	Vorbemerkungen	94
7.2	Systemische Toxizität	94
7.3	Lokale Toxizität	95
7.3.1	Haut- und Schleimhautverträglichkeit beim Tier	95
7.3.2	Lichtreaktionen	96
7.3.3	Haut- und Schleimhautverträglichkeit beim Menschen	96
8	**Klinische Pharmakologie topischer Antimikrobika unter besonderer Berücksichtigung der Imidazolderivate**	98
8.1	Vorbemerkungen	98
8.2	Physikalische Eigenschaften	98
8.3	Hautverträglichkeit	99
8.4	Sensibilisierung	99
8.5	Lichtreaktionen	100
8.6	Wechselwirkungen mit Substanzen der Hautoberfläche	101

8.7   Penetration und Absorption 101
8.8   Systemische Anwendung 103
8.9   Anwendung in der Tiermedizin und in der
        Lebensmittelindustrie 103
8.10   Spezielle klinisch-pharmakologische Gesichtspunkte
        bei lokal anwendbaren Antimikrobika 104
8.10.1 Allgemeines 104
8.10.2 Ausmaß und Spektrum der Aktivität 104
8.10.3 Resistenz und Toleranz 106
8.11   Klinische Pharmakologie der Präparation 107
8.11.1 Allgemeines 107
8.11.2 Wechselwirkungen 107
8.11.3 Kombination von Imidazolderivaten und
        Glucocorticoiden 108

9   Mikrobielle Infektionen des Menschen 111

9.1   Allgemeines 111
9.2   Zunahme mikrobieller Infektionen an
        Körperoberflächen 113
9.3   Saprophyten und Parasiten auf Körperoberflächen . . 116
9.4   Misch- und Doppelinfektionen auf
        Körperoberflächen 117

10   Mykosen 119

10.1   Entstehung von Mykosen 119
10.2   Zunahme von Mykosen 123
10.2.1 Allgemeines 123
10.2.2 Zunahme von Mykosen durch Medikamente 124
10.2.3 Zunahme von Mykosen als Folge geänderter hygieni-
        scher Gewohnheiten und sozialer Verhaltensweisen . . 126
10.2.4 Zunahme von Mykosen als Folge von
        Stoffwechselstörungen 127
10.2.5 Zunahme von Mykosen als Folge physikalischer
        Einwirkungen 128
10.3   Einteilung der Mykosen 128

XIV

10.4   Haut- und Schleimhautmykosen 132
10.4.1   Allgemeines 132
10.4.2   Diagnose von Haut- und Schleimhautmykosen   140
10.5   Mykosen des weiblichen Genitales 144
10.6   Systemmykosen 146
10.7   Allgemeines zur Mykosebehandlung 146
10.7.1   Systemische Behandlung 146
10.7.2   Lokale Antimycetica 149
10.7.3   Behandlung von Schleimhautmykosen 151

**11   Systemische Anwendung der antimycetisch wirksamen
         Imidazolderivate beim Menschen** 154

**12   Lokale Anwendung der antimycetisch wirksamen
         Imidazolderivate beim Menschen** 156

12.1   Anwendung auf der äußeren Haut 156
12.2   Anwendung auf Schleimhäuten 158

**13   Kombinierte Anwendung von Imidazolderivaten und
         Glucocorticoiden zur lokalen Behandlung von
         Hauterkrankungen** 162

13.1   Vorbemerkungen 162
13.2   Kombination von Antibiotica mit Glucocorticoiden . . 164
13.3   Salicylsäure, Haloprogin, Clioquinol, Chlorquinaldol
         und Triclosan 166
13.4   Imidazolderivate und Glucocorticoide 167
13.5   Indikationen für den kombinierten Einsatz von
         Imidazolderivaten und Glucocorticoiden 169

**14   Wertung der Mykosen in verschiedenen
         Fachgebieten** 170

14.1   Dermatologie 170
14.2   Gynäkologie 170

14.3 Kinderheilkunde 171
14.4 Stomatologie 171
14.5 Hals-Nasen-Ohrenheilkunde 171
14.6 Augenheilkunde 172
14.7 Proktologie 172
14.8 Urologie 172
14.9 Innere Medizin 173
14.10 Orthopädie 173
14.11 Chirurgie-Intensivpflege-Anaesthesiologie 173

15 Schlußbetrachtungen 174

16 Literatur 176

17 Sachverzeichnis 191

XVI

1 Einleitung

1.1 Allgemeines zur antimikrobiellen Therapie

Jedes Zeitalter hat seine eigene Medizin und seine besonderen Behandlungsarten. Der in diesem Jahrhundert einsetzende und sich in den letzten Jahrzehnten immer mehr verstärkende Aufschwung der Chemie brachte durchgreifende Veränderungen in der medizinischen Therapie. Die Entwicklung immer neuer Wirkstoffe und Anwendungsweisen sorgte für ständige Verbesserungen. Auch für die Lokalbehandlung stehen heute zahlreiche ausgezeichnet wirksame und angenehm anzuwendende Substanzen in läsionsadäquaten Vehikeln zur Verfügung.

Die Zahl der Wirkstoffe ist bereits groß, daß sie kaum mehr überschaubar ist; für viele Indikationen bieten sich gleich mehrere Wirksubstanzen, zumeist noch in zahlreichen Präparationen an.

Mit der zunehmenden Anwendung von Antibiotica und antimikrobiellen Chemotherapeutica traten in steigendem Maße auch unerwünschte (unbeabsichtigte) Wirkungen auf; dies gilt auch für die Lokaltherapie. Man unterscheidet bei den unerwünschten Arzneimitteleffekten *direkte und indirekte Wirkungen* (Übersicht bei [161, 169, 170]). Die Kenntnis des breiten Spektrums der mitunter lebensbedrohlichen *direkten* unerwünschten Arzneimitteleffekte stammt erst aus den letzten beiden Jahrzehnten. Bei systemischer Behandlung erfolgt heute die Auswahl des zu verabreichenden Arzneistoffes bereits nicht nur nach der Wirksamkeit, sondern auch nach dem Fehlen unerwünschter Effekte. Besonders kraß ist dies bei den Antibiotica. Auch bei lokaler Wirkstoffanwendung treten in zunehmendem Maße Probleme auf, die auf direkte unerwünschte Arzneimitteleffekte zurückgehen. An erster Stelle steht hier die bei lokaler Behandlung besonders hohe Rate an *Sensibilisierungen.* Tritt einmal bei lokaler Behandlung eine Sensibilisierung vom Soforttyp ein, so kann bei späterer systemischer Gabe des gleichen oder eines chemisch ähnlichen Pharmakons möglicherweise eine bedrohliche Allgemeinreaktion ausgelöst werden. Aus diesem Grund dürfen heute in manchen Staaten Antibiotica, die in der Lokalbehandlung Anwendung finden, nicht mehr systemisch eingesetzt werden (und umgekehrt). Die lokale Anwendung von Wirkstoffen bedingt glücklicherweise meist nur eine Sensibilisierung vom Spättyp; bei neuerlicher Anwendung der gleichen Substanz kommt es zu einer ekzematösen Kontaktreaktion (oder zu Exanthemen). Solche Reaktionen beeinträchtigen den Hautzustand des Patienten ganz wesentlich, sind aber in der Regel ungefährlich. Trotzdem haben sie zusammen mit den weit selteneren Sofortreaktionen die Anwendung von Antibiotica in der Lokalbehandlung immer mehr und mehr zurückgedrängt.

Indirekte unerwünschte Arzneimittelreaktionen entwickeln sich bei lokaler Anwendung von Antimikrobica vergleichsweise häufiger. Es kommt durch viele Antimikrobica — in erster Linie durch solche mit engem Spektrum — zu einer *Störung mikrobieller Gleichgewichte* und zu einer Begünstigung von Infektionen durch Erreger, die gegen den angewendeten Wirkstoff nicht empfindlich sind (s. Kap. 9 und 10). Ein weiteres Problem, das insbesondere die Lokaltherapie mit der hierbei eintretenden Exposition von Mikroben gegen zu geringe Konzentrationen an Antimikrobica betrifft, ist das Problem der *Resistenz.* Vergleichende Untersuchungen der Änderungen des Resistenzverhaltens von Hautoberflächenkeimen, in erster Linie von Staphylokokken [13, 76, 105, 133] erlauben die Feststellung, daß die Wirksamkeit lokaler Antibioticaanwendungen immer geringer wird. Der Therapeut steht nun vor zwei Tatsachen: Auf der einen Seite nehmen die mikrobiellen Infektionen in allen medizinischen Fachgebieten zu (s. Kap. 9), und der Bedarf an gut und sicher wirkenden Antimikrobica (und Antimycetica) steigt; auf der anderen Seite nehmen die Wirksamkeit verschiedener Substanzen nach Auftreten von Resistenzen und die Anwendbarkeit durch Auftreten von Sensibilisierungen ab. Deshalb werden immer neue Antimikrobica aus Gründen einer *sicher wirkenden* und *gefahrlosen* Behandlung benötigt. Um aber den Teufelskreis „neuer Wirkstoff — Sensibilisierung und Resistenzentwicklung — Bedarf an wieder neuem Wirkstoff" zu un-

2

terbrechen, werden nun die Forderungen des Klinischen Pharmakologen in steigendem Maße beachtet. Neue Antimikrobica (und Antimycetica) zur lokalen Behandlung sollen nicht nur gut wirken und möglichst nicht zur Resistenzentwicklung führen, sondern dürfen auch keine sensibilisierenden Eigenschaften aufweisen; zumindest sollte die Sensibilisierungsrate außerordentlich niedrig liegen. Nach den bisher vorliegenden Beobachtungen scheint die Familie der antimikrobiell wirksamen Imidazolderivate diesen strengen Forderungen weitgehend zu entsprechen (s. Kap. 8) und hat deshalb zu einer wesentlichen Verbesserung auf dem gesamten Gebiet der antimikrobiellen bzw. antimycetischen Oberflächenbehandlung von Haut und Schleimhaut geführt.

1.2 Mikrobielle Erkrankungen von Haut und Schleimhaut

Auf der menschlichen Haut ist unter normalen Bedingungen regelmäßig das Vorhandensein zahlreicher Mikroben nachzuweisen. In erster Linie handelt es sich hier um Staphylokokken und andere grampositive Keime (s. Kap. 9). Diese Saprophyten oder Kommensale sind für die Aufrechterhaltung des Gesundheitszustandes von Bedeutung, da sie die Besiedlung mit pathogenen Keimen verhindern können [201].

Gelangen pathogene Fremdkeime auf die Haut, so *kann* eine Infektion eintreten. Dies hängt von verschiedenen Faktoren ab. Wichtig sind die Zahl der Fremdkeime, der Zustand der Hautoberfläche und der Zustand der physiologischen Abwehrsysteme, unter anderem auch der oben erwähnten Saprophyten. Ausführlichere Angaben hierzu finden sich in Kapitel 9.

Die Störung des normalen mikrobiellen Gleichgewichtes begünstigt Hauterkrankungen und Hautinfektionen. Schon überreichliche Waschungen mit Alkaliestern höherer Fettsäuren (Seifen) oder auch nur seltenere Waschungen bei entsprechender Disposition reichen mitunter aus, um entweder eine direkte oder indirekte — über Änderungen an der Hautoberfläche zustandekommende — Störung der Saprophyten zu bewirken. Bestimmte Seifenzusätze können diesen Effekt noch verstärken. Heute häufige soziale Verhaltensweisen, bestimmte hygienische Gewohnheiten und zahlreiche Medikamente

(Cytostatica, Glucocorticoide, Hormone und sogar Antimikrobica)
bedingen die Zunahme der mikrobiellen Infektionen des Menschen
(Einzelheiten in Kap. 9 und 10).

Klammert man die tiefer reichenden Pyodermien und die Tinea profunda aus, so lassen sich an der Hautoberfläche zwei Typen mikrobieller Veränderungen unterscheiden:

1. mikrobielle Infektionen im engeren Sinn und
2. Sekundärinfektionen („Sekundärbesiedelungen", „Kolonisierung") entzündlicher Hautläsionen, meist ekzematöser Art. Als Keime kommen hier Bakterien (grampositive Kokken), aber auch Myceten in Betracht.

Eine Unterscheidung kann z. B. bei Bakterien nur aufgrund von Keimzählungen getroffen werden. Man nimmt an, daß ab einer Keimbesiedelung von $10^6/cm^2$ von einer *Infektion* im engeren Sinne gesprochen werden muß [109]. Mißt die Zahl der Staphylokokken — hier handelt es sich praktisch ausschließlich um Staphylococcus aureus — unter $10^6/cm^2$, so liegt nur eine *Sekundärbesiedelung* vor. Diese Unterscheidung ist für das therapeutische Vorgehen wichtig: In letzterem Fall genügt auch eine entzündungshemmende Behandlung (z. B. Glucocorticoide), und mit Abklingen der Entzündung kehren wieder die normalen Hautsaprophyten zurück. Diese Keime verdrängen nun die Fremdkeime. Die Anwendung eines Antimikrobicums erübrigt sich.

Aus dem klinischen Aspekt lassen sich kaum Anhaltspunkte für eine Unterscheidung zwischen Infektion im engeren Sinn und Sekundärinfektion gewinnen. Deshalb wird meist zusätzlich zum Glucocorticoid auch ein Antimikrobicum lokal angewendet. Da eine Resistenzbestimmung zu aufwendig ist und auch zu lange dauert, man aber auf der anderen Seite eine gegen die vorliegenden Keime sicher wirksame Substanz anwenden muß, ergibt sich im Zeitalter der hohen Antibioticaresistenzen von Mikroben, insbesondere der Staphylokokken ein Dilemma. Meist wird deshalb auf Breitspektrumantimikrobica ausgewichen.

Bei den Haut*mykosen* liegen die Verhältnisse etwas weniger kompliziert. Klassische Mykosen (Tinea) sind den echten Pyodermien (Impetigo; Furunkel) vergleichbar. Verschiedene Hefepilzinfektionen („Levurosen") und Erkrankungen durch Schimmelpilze weisen jedoch einige Charakteristika der oben geschilderten „Sekundärinfek-

4

tionen" auf. Die Art der Erreger ist bei solchen „opportunistischen Mykosen" unklar. Als Beispiel hierzu wäre die Mykose intertriginöser, schweißmazerierter Hautstellen zu nennen. In solchen Fällen ist die Anwendung eines Breitspektrumantimyceticums (Imidazolderivate) empfehlenswert.

Als Beispiel einer mikrobieller Schleimhautinfektion sei die Kolpitis angeführt. Undurchlässige Wäsche, unsachgemäße Anwendung von Intimsprays, Einnahme oraler Kontraceptiva, steigende „promiscuity" und „permissivity" begünstigen das Auftreten der Infektionen. Ferner fördert die gezielte Behandlung *einer* Infektionsart (z. B. Gabe von Metronidazol bei Trichomonaden-Kolpitis) über Störungen des mikrobiellen Gleichgewichtes das Auftreten einer Levurose, meist einer Candida-Kolpitis (s. Kap. 10.5). Ein weiteres, bisher mitunter zu wenig beachtetes therapeutisches (und diagnostisches) Problem bieten die Doppel- und Mehrfachinfektionen. Unter Umständen können mehrere Keimarten auf einer Läsion vorliegen oder verschiedene, nebeneinander bestehende Läsionen gehen auf verschiedene Erregerarten zurück. In solchen Fällen sind Breitspektrumantimikrobica von besonderem Vorteil, da mit einer einzigen Wirkstoffzubereitung sämtliche Läsionen, egal ob sie durch Dermatophyten, Hefen, Schimmelpilze oder Staphylokokken verursacht, bzw. mitverursacht sind, erfolgreich behandelt werden können.

1.3 Antimikrobielle Wirkstoffe zur lokalen Anwendung

Zahlreiche Wirkstoffe wurden im Verlauf der Entwicklung der medizinischen Therapie zur Lokalbehandlung mycetischer und bakterieller Haut- und Schleimhautläsionen angewendet. Nur wenige Wirkstoffe haben sich bewährt.

Von historischem Interesse sind die Quecksilbersalze der arabischen Medizin, das „gechlorte Soda" (Hypochlorit), und die 1939 als Antisepticum eingeführte Jodtinktur. Auch Phenol gehört zu den jahrelang verwendeten „klassischen" Antiseptica. Zur Behandlung mikrobieller Läsionen sind solche Antiseptica wegen ihrer schlechten Hautverträglichkeit und ihrer toxikologischen Eigenschaften meist nicht geeignet.

Erst gegen die Mitte des 20. Jahrhunderts wurde die Lokalbehandlung durch die Einführung von Desinfizientien bereichert. Bei den Desinfizientien zur lokalen Anwendung wurden folgende Forderungen aufgestellt: mikrobicide Wirkung, gute Löslichkeit und Stabilität, keine Hemmung durch Substanzen der Hautoberfläche, durch Blut, durch Serum oder durch Eiter, Fehlen einer Resorption, geringe Toxizität, niedrige Sensibilisierungsfähigkeit und Fehlen von Lichtreaktionen. Die meisten Forderungen wurden durch Desinfizientien nur unvollständig erfüllt, das größte Problem bestand in der meist nur geringen Verträglichkeit bei Vorliegen einer Entzündung. Auch erwies sich der plötzliche Zerfall von Mikroben nicht immer als günstig; mitunter bewirkte dies lokale und sogar allgemeine Aufflammreaktionen (Overtreatment-Phänomene).

Aus der Gruppe der Phenolderivate mit antiseptischer Wirkung ist im Hinblick auf die lokale antimikrobielle Therapie an erster Stelle das *Hexachlorophen* anzuführen; resorptive Wirkungen — insbesondere bei Kindern — beeinträchtigen die klinische Anwendbarkeit von Hexachlorophen [26, 57]. Unter den kationischen Antiseptica hat in der externen Therapie *Chlorhexidin* die größte Bedeutung erlangt; Chlorhexidin ist nur gering toxisch und wird auch auf Schleimhäuten gut vertragen.

Die Wirksamkeit der Antiseptica hängt von drei Faktoren ab: Konzentration des Wirkstoffes, Einwirkungszeit und Zelldichte. Antiseptica werden an die cytoplasmatischen Membranen von Bakterien und Pilzen adsorbiert; es erfolgt eine Permeabilitätsstörung, kenntlich an einem Austritt niedermolekularer Verbindungen aus der Zelle. Im Anfangsstadium sind diese Veränderungen noch reversibel, später führen sie zum Zelltod.

Unter den Desinfizientien haben auch die *Invertseifen* dermatologische Bedeutung erlangt; allerdings ist die antimikrobielle Aktivität gut hautverträglicher Invertseifen meist nur gering. Die Schleimhautverträglichkeit der Invertseifen ist in der Regel schlecht, was bei therapeutischer Anwendung häufig zu unliebsamen Irritationen führt.

Gut wirksam und meist auch gut verträglich sind die *Acridinfarbstoffe* und die *Chinolinderivate*. Vergleichsweise häufiger auftretende Sensibilisierungen, resorptive Effekte sowie zum Teil starke Färbung begrenzen den Einsatz dieser Verbindungen ganz wesentlich [28, 59, 128, 212].

6

Triphenylmethanfarbstoffe werden wegen ihrer starken Färbung und der damit verbundenen Beschmutzung der Wäsche praktisch nicht mehr in der antimikrobiellen Oberflächenbehandlung eingesetzt.

Als nächste Substanzklasse wurden die *Sulfonamide* in die Lokalbehandlung infizierter Dermatosen eingeführt. Trotz zum Teil guter antibakterieller Effekte mußte der Einsatz der Sulfonamide in der Lokaltherapie wegen der häufig eintretenden Sensibilisierungen bald wieder beendet werden. Heute gilt die lokale Anwendung von Sulfonamiden als kontraindiziert.

An die Ära der Sulfonamide schloß sich auch in der Lokalbehandlung die Ära der Antibiotica an. Bald jedoch mußte man auch von den antibakteriellen Antibiotica, insbesondere von Streptomycin und Penicillin stark sensibilisierende Eigenschaften bei äußerlicher Anwendung feststellen. Heute werden deshalb nur noch wenige antibakterielle Antibiotica in der Lokalbehandlung verwendet. An erster Stelle steht das Neomycin (die Neomycine), welches nicht resorbiert wird und für eine systemische Behandlung ungeeignet ist. (Die orale Gabe wird zur Bekämpfung von Darmkeimen verwendet; eine parenterale Anwendung von Neomycin verbietet sich aufgrund toxischer Effekte.) Neomycine führen nur selten zu einer Sensibilisierung, Vorsicht ist aber bei Anwendung auf Ulcera cruris geboten.

Wie schon im Abschn. 1.1 erwähnt, sollen Antibiotica, die systemisch eingesetzt werden, nicht lokal angewendet werden. Schon aus diesem Grund ist die Zahl der für eine antibakterielle Lokalbehandlung zur Verfügung stehenden Antibiotica sehr begrenzt.

Anders ist dies mit den *antimycetischen Antibiotica.* Mit Ausnahme des ausschließlich gegen Dermatophyten wirksamen Griseofulvins werden die antimycetischen Antibiotica — meist Polyenverbindungen — nicht durch Haut und Schleimhaut resorbiert. Eine parenterale Anwendung ist wegen zu großer Toxizität und zu geringer Löslichkeit nicht möglich. Eine Ausnahme ist der Amphotericin B-Desoxycholsäure-Komplex, der intravenös verabreicht werden kann. Die hohe Rate unerwünschter Effekte einer derartigen Behandlung wird in Abschn. 10.8.1 ausführlich besprochen.

Die Mehrzahl der antimycetischen Antibiotica wird ausschließlich in der Lokalbehandlung von Haut- und Schleimhautmykosen eingesetzt.

Die weiteste Verbreitung erfuhren Nystatin (gelb gefärbt, ausschließ-

lich gegen Hefen und Schimmelpilze wirksam), Natamycin (gegen
Hefen, Schimmelpilze und Dermatophyten wirksam; farblos) und
Variotin (wirksam gegen Dermatophyten, Cryptococcus und Blastomyces) [160]. Variotin ist ebenso wie Nystatin und Natamycin ein
Tetraen (chemische Verbindung mit vier konjugierten Doppelbin-
dungen), aber im Gegensatz zu ihnen kein Makrolidantibioticum
(Makrolide enthalten einen vielgliedrigen Ring mit einer Sauerstoff-
brücke). Bei Nachkontrollen konnte eine überraschend hohe Sensibilisierungsrate des Variotins festgestellt werden [135]; Nystatin (bisher 3 Allergiefälle) und Natamycin (bisher 0 Allergiefälle) besitzen
praktisch keine sensibilisierenden Eigenschaften, soweit man dies
nach immerhin 20jährigem klinischen Einsatz behaupten darf.
Der Vorteil der Antibiotica liegt in ihrer guten Verträglichkeit, die
Nachteile in ihren engen antimikrobiellen Spektren, im raschen Ansteigen der Resistenzquoten gegen antibakterielle Antibiotica und in
den zunehmenden Sensibilisierungsraten. Heute geht aus diesem
Grund der Trend wieder zurück zu den breit wirksamen Chemotherapeutica und Desinfizientien; halogenierte organische Verbindungen werden trotz ihrer manchmal nur schwachen Wirkung, Chinolinderivate trotz Sensibilisierungen und gelblichen Verfärbungen von
Haut und Wäsche wieder häufiger verwendet. Die Imidazolderivate
gehören zu den am besten und sichersten wirksamen Substanzen für
die antimikrobielle Lokalbehandlung.

2 Breitspektrumantimikrobika zur lokalen Anwendung

2.1 Vorbemerkungen

Unter Breitspektrumantimikrobica versteht man Substanzen, die in niedrigen Konzentrationen gegen eine Vielzahl von pathogenen und fakultativ pathogenen Erregern wirksam sind. *Breitspektrumantimycetica* hingegen sind Wirkstoffe, deren Aktivitätsspektrum alle drei Gruppen der wichtigsten humanpathogenen Pilze (Dermatophyten, Hefen, Schimmelpilze) umfaßt.

Zweifellos liegen in Form zahlreicher Desinfizientien Breitspektrumantimikrobica der oben angeführten Definition nach vor. Für die lokale Anwendung jedoch ist auch eine entsprechende Verträglichkeit bei Vorliegen entzündlicher Veränderungen notwendig, bzw. sogar Voraussetzung für einen komplikationslosen therapeutischen Einsatz.

Unter *Breitspektrumantibiotica* versteht man Antibiotica, die gegen zahlreiche Bakterien *oder* Pilzstämme wirken. So zählt man z. B. Chloramphenicol zu den antibakteriellen Breitspektrumantibiotica und Natamycin zu den antimycetischen Breitspektrumantibiotica. Es gibt aber kein Breitspektrumantibiotikum, welches gegen Pilz- *und* Bakterienstämme wirksam ist. Vom Wirkmechanismus der Antibiotica her ist dies gut verständlich.

In verschiedenen medizinischen Fachgebieten wünschen die Therapeuten Antimikrobica mit unterschiedlichen Spektren: In der Dermatologie sind Substanzen mit einer Aktivität gegen alle Pilzstämme und gegen grampositive Bakterien am wichtigsten, während in der Gynäkologie Antimikrobica in erster Linie gegen Hefen und Trichomonaden wirksam sein sollten.

Breitspektrumantimikrobica mit Wirksamkeit gegen Pilze, Bakterien und Protozoen einerseits und guter Verträglichkeit bei lokaler Anwendung andererseits finden sich nur in der großen Familie der Chemotherapeutica.

2.2 Desinfizientien und Antiseptica

Desinfizientien und Antiseptica dienen in erster Linie zur Wunddesinfektion, zur Keimfreimachung von gesunden Hautstellen (präoperativ) und zur Reinigung chirurgischer Instrumente. Besonders wichtig ist, daß diese Substanzen auch Sporen vernichten.

In der Lokalbehandlung von Haut- oder Schleimhautveränderungen sind Desinfizienten im eigentlichen Sinn heute bedeutungslos. Mitunter werden sie noch als unterstützende Maßnahme zur Reinigung herangezogen. Ihre Nachteile liegen in der schlechten Hautverträglichkeit, in der Auslösung von Lichtreaktionen, in der sensibilisierenden Potenz und in der Färbung.

Das Spektrum der Desinfizientien und Antiseptica ist breit: es umfaßt Pilze, Bakterien und Protozoen (s. Abschn. 2.1).

2.3 Antibiotica

Trotz ihrer meist ausgezeichneten Verträglichkeit treten die Antibiotica in der Lokalbehandlung von Haut- und Schleimhautinfektionen immer mehr in den Hintergrund. Ursachen hierfür sind — wie schon erwähnt — die steigende Durchsensibilisierung der Bevölkerung [169, 170] und die zunehmenden Resistenzquoten der hautpathogenen Keime, insbesondere der Bakterien [13, 76, 105, 133, 201]. Die steigende Problematik der Antibiotikaanwendung ganz allgemein ergibt sich aus zahlreichen Bezeichnungen wie „Wahl des geringsten Übels" oder „Kompromiß aus Gefahren und erhofftem Therapieerfolg" [103].

Antibiotica weisen meist nur ein enges Spektrum auf. Es besteht eine Wirksamkeit gegen bestimmte Bakterienstämme *oder* gegen bestimmte Pilzstämme. Zum Beispiel ist Nystatin ausschließlich gegen Hefe- und Schimmelpilze aktiv, nicht aber gegen Dermatophyten; Griseofulvin hingegen wirkt ausschließlich gegen Dermatophyten.

Für die Lokalbehandlung werden aber Wirkstoffe mit breitem Spektrum vorgezogen, da hier die Diagnose nicht immer sofort exakt gestellt werden kann und vielfach weder die Zeit noch die Möglichkeit gegeben ist, vor Beginn der Therapie Keim- und Empfindlichkeitsbestimmungen vorzunehmen.

Dem Nachteil des engen Spektrums begegnet man bei den Antibiotica durch Anwendung von Kombinationen; so wurden häufig Neomycin und Gramicidin mit Nystatin in *einer* Präparation eingesetzt; auch Natamycin wurde mit Neomycin kombiniert. Derartige Präparationen weisen zwar ein breites Spektrum gegen Pilze und Bakterien auf, doch wurden sie vielfach wegen der verdoppelten Sensibilisierungsgefahr abgelehnt (s. Abschn. 13.2).

Im Fall des Einsatzes von Polyenantibiotica war dieses Argument allerdings nicht zutreffend. Zweifellos aber ist eine erhöhte Wirkstoffbelastung der Hautoberfläche gegeben.

2.4 Chemotherapeutica

Nur von einigen wenigen Chemotherapeutica ließ sich eine gute Wirkung gegen Bakterien *und* Pilze feststellen. Als erste Gruppe sind hier Chinolinderivate zu nennen (s. Abschn. 13.3); 5-Chlor-7-jod-8-hydroxychinolin (Clioquinol) und 5, 7-Dichlor-2-methyl-8-hydroxychinolin (Chlorquinaldol) werden mit zum Teil sehr guten Erfolgen in der Lokalbehandlung mikrobieller Infektionen an der Hautoberfläche eingesetzt — trotz Sensibilisierungen und anderen Unverträglichkeiten. Andere Chinolinderivate haben sich aufgrund ihrer stärker sensibilisierenden Eigenschaften nicht bewährt [59, 96, 128, 212]. Bei Anwendung von Clioquinol auf größeren Hautarealen ist wegen der Möglichkeit resorptiver Effekte Vorsicht geboten [59].

Weiter ist hier Haloprogin, 3-Jod-2-propynyl-2, 4, 5-trichlorphenyläther (= 2, 4, 5-Trichlorphenyl-8-jodpropargyläther), ein Antimikrobicum mit guter lokaler Verträglichkeit und breitem Wirkspektrum anzuführen. Diese Substanz ist allerdings erst kurz im Einsatz, so daß eine endgültige Beurteilung nicht möglich ist. Insbesondere ist die Frage nach der Permeation noch nicht völlig beantwortet [168].

Die halogenierten Phenolderivate (z. B. Hexachlorophen, Chlorhexidin, Trichlosan) sind zwar ausgezeichnet haut- und schleimhautverträglich, doch führen sie zu Lichtreaktionen, zu resorptiven toxischen Effekten und zur Sensibilisierung. Durch Lipide der Hautoberfläche ist eine Wirkungsabschwächung möglich [139].

Die Imidazolderivate sind die letzte Entwicklung auf dem Gebiet der Breitspektrumantimikrobica; sie weisen hohe Aktivität gegen alle humanpathogenen Pilze auf; Clotrimazol, Miconazol und Econazol sind auch gegen grampositive Bakterien wirksam. Von klinisch-pharmakologischer Seite sind die Imidazolderivate den bisher angeführten Substanzen überlegen (s. Kap. 8).

2.5 Antimikrobiell wirksame Imidazolderivate

2.5.1 Allgemeines

Schon vor gut 30 Jahren wurde vom Benzimidazol (Abb. 1) eine Hemmwirkung auf das Wachstum von Pilzen und Bakterien festgestellt. Die Zugabe der Purinbasen Adenin oder Guanin (Formeln in Abb. 1) hebt diese Hemmwirkung auf. Dieser Befund führte zur Aufstellung folgender Hypothese über die Wirkweise von Benzimi-

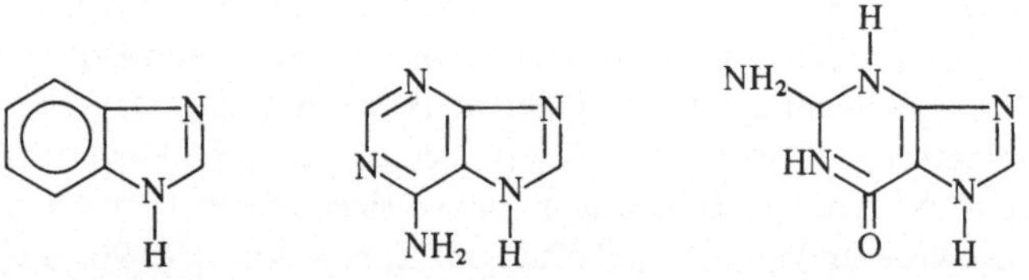

Benzimidazol

Adenin
(6–Aminopurin)

Guanin
(2–Amino–6–oxopurin)

Abb. 1. Strukturformeln von Benzimidazol, Guanin und Adenin

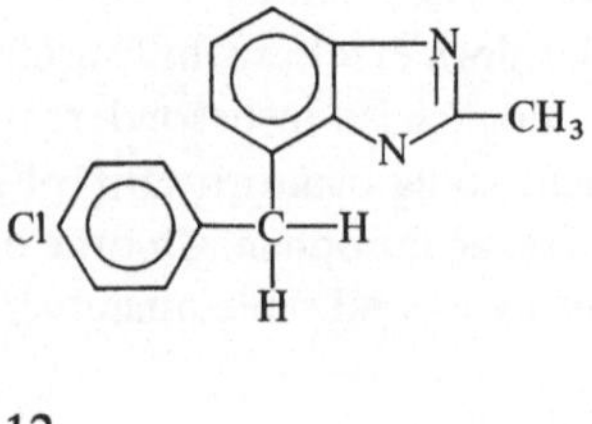

Abb. 2. Strukturformel von Chlormidazol
(1-p-Chlorbenzyl-2-methylbenzimidazol)

12

dazol: *Benzimidazole bedingen eine kompetitive Hemmung der Aufnahme wichtiger Metabolite in die Zelle und stören so das Zellwachstum.*

Vor ungefähr 20 Jahren wurde dann beobachtet, daß substituierte Benzimidazole stärker antimycetische Eigenschaften aufweisen, besonders wenn die Substitution in Position 2 erfolgt (Lit. bei [79]). Gezielte Synthesen und große Testserien führten zur Entwicklung von Chlormidazol, dem 1-p-Chlorbenzyl-2-methylbenzimidazol (Abb. 2), welches zur Lokalbehandlung angewendet wurde [171].

Clotrimazol war das erste medizinisch eingesetzte *Azol-Antimyceticum*. Die Azol-Antimycetica zeichnen sich durch zwei strukturelle Eigenschaften aus: es liegt ein unsubstituierter Imidazol- oder Triazolring vor, und das übrige Molekül ist über eine Stickstoff-Kohlenstoff-Brücke angehängt. Die Azol-Antimycetica zeigen Aktivität gegen alle humanpathogene Pilze (Breitspektrum-Antimycetica) und wirken fungicid bereits in außerordentlich niedrigen Konzentrationen. Im Makroorganismus führen sie mitunter (deutliche Speziesabhängigkeit!) zur Enzyminduktion, was bei wiederholter Verabreichung einen immer rascheren Abbau zu inaktiven Produkten in der Leber bedingt [148].

In den folgenden Jahren brachten zahlreiche chemische Modifikationen und Substitutionen am Benzimidazol-Grundgerüst neue Wirkstoffe mit großer Bedeutung für die Humantherapie. Es wurden die oral wirksamen Trichomonadenmittel Metronidazol und Tinidazol sowie die oral wirksamen Wurmmittel Niridazol, Thiabendazol und Mebendazol entwickelt. Die Formeln einiger Imidazolderivate für systemische Behandlung sind in Abb. 3 wiedergegeben. In Tabelle 1 ist in vereinfachter Form das Spektrum der wichtigsten Imidazolderivate dargestellt. Von den hier erwähnten Verbindungen gewann nur das Thiabendazol Bedeutung in der Lokalbehandlung: In Cremeform oder als äthanolische Lösung erwies sich Thiabendazol als gut wirksam bei Dermatophytosen.

Besonderes Interesse verdient in der Reihe der Imidazolderivate das Levamisol, welches immunstimulierende, bzw. immunmodulierende Aktivität besitzt (Formel in Abb. 3). Bei rezidivierenden herpetischen Infektionen wurde Levamisol mit wechselnden Erfolgen versucht (Übersicht bei [165]). In erster Linie setzen sich jedoch heute die Onkologen mit dieser Substanz auseinander, trotz zum Teil nicht

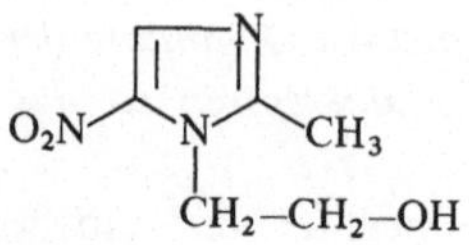

Metronidazol (1–β–
Hydroxyäthyl–2–methyl–
5–nitroimidazol)

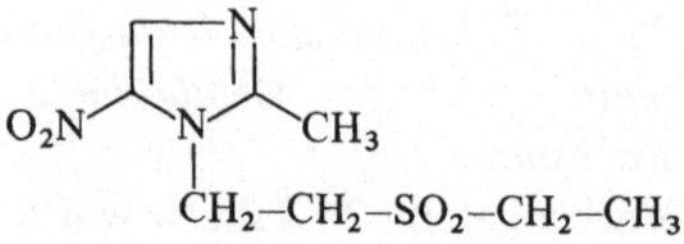

Tinidazol (1–[2–(Äthyl–sulfonyl)-
athyl]–2–methyl–5–nitroimidazol)

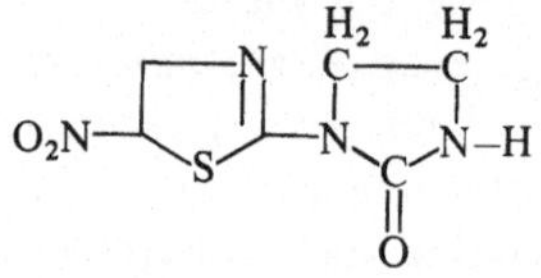

Niridazol (1–(5–Nitro–2–
thiazolyl)–imidazolidin–2–on)

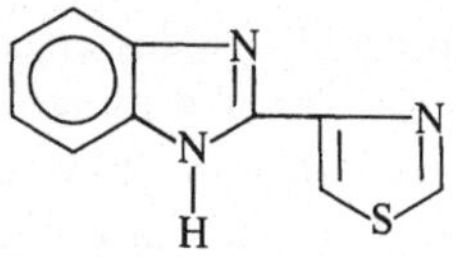

Thiabendazol (2–
(4′–thiazolyl)–
benzimidazol)

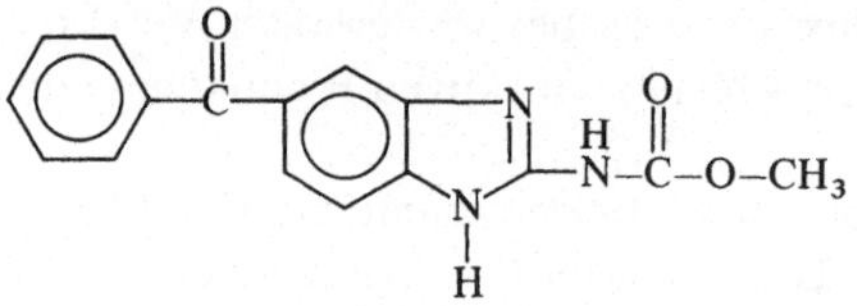

Mebendazol (Methyl–
5–(6)–benzoyl–2–
benzimidazol–carbamat)

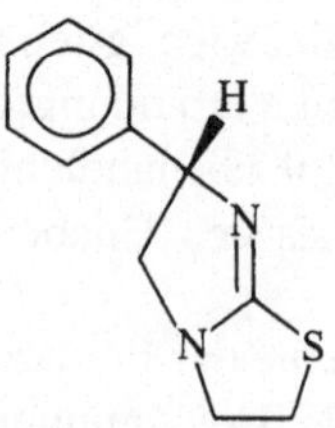

Levamisol (L–2,3,5,6–Tetrahydro–
6–phenylimidazol–(2,1b)–thiazol)

Abb. 3. Strukturformeln einiger therapeutisch wichtiger Imidazolderivate

Tabelle 1. Wirkspektrum einiger systemisch angewendeter Imidazolderivate

Substanz	Wirksamkeit gegen			
	Bakterien	Pilze	Protozoen	Würmer
Metronidazol	Anaerobier	–	Trichomonaden	–
Timorazol	Anaerobier	–	Giardia	
Tinidazol	Anaerobier	–	Trypanosomen	
Ronidazol	Dysenteriebakt.	–	Amöben	–
Thiabendazol	–	Trichophyton Microsporum Aspergillus (lokale Anwendung)	–	Nematoden (systemisch)
Mebendazol	–	Trichophyton Aspergillus	–	Nematoden
Tetramisol	–	–	–	Nematoden
Levamisol[a]	–	–	–	Nematoden
Niridazol	–	–	–	Schistosomen Dracunculus
Clotrimazol Miconazol[b] Isoconazol[b] Econazol[b]	Grampositive	Hefen Schimmelpilze Trichophyton Microsporum	Trichomonaden	–

[a] Immunstimulans!   [b] Nitrate zur systemischen Anwendung ungeeignet.

unbeträchtlicher unerwünschter Effekte. Dies sei hier deshalb erwähnt, weil auch von den Antimikrobica Miconazol und Econazol eine Einflußnahme auf das Immunsystem diskutiert wurde.
Als letzte Entdeckung aus der Reihe der Imidazolderivate sind die heute vorwiegend lokal eingesetzten Substanzen Clotrimazol, Miconazol, Isoconazol und Econazol anzuführen.

2.5.2 Chlormidazol

Chlormidazol (Formel in Abb. 2) war das erste Imidazolderivat, welches in der Lokalbehandlung von Mykosen Bedeutung erlangte. Chlormidazol wird in 5%iger Konzentration eingesetzt (Creme, Lösung). Die Anwendung erfolgt ausschließlich zur äußerlichen Behandlung von Hautmykosen bei Mensch und Tier. In eigenen Versuchen konnten minimale Hemmkonzentrationen von Chlormidazol gegen Trichophyton rubrum von 6,3 µg/ml, gegen Microsporum canis von 25 µg/ml, gegen Candida albicans von 156 µg/ml und gegen Penicillium notatum von 39 µg/ml festgestellt werden [171].

2.5.3 Clotrimazol

Clotrimazol (Abb. 4) ist ein Imidazolderivat mit Tritylstruktur (Bisphenyl-(2-chlorphenyl-1-imidazolyl)-methan). Clotrimazol erwies sich als das am besten antimycetisch wirksame Derivat aus einer ganzen Reihe von ähnlich aktiven Tritylimidazolen. Einige Tritylimidazole finden als Pflanzenfungicide Anwendung.
Clotrimazol wirkt gegen Dermatophyten, Hefen und Schimmelpilze.

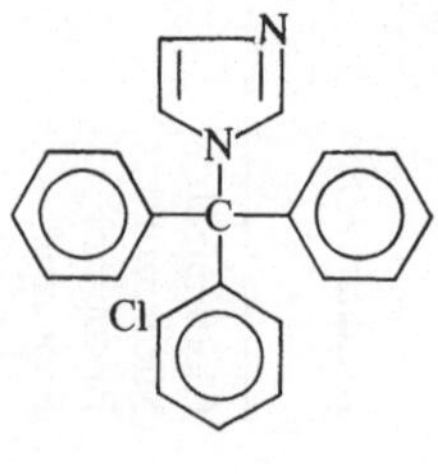

Abb. 4. Die Strukturformel von Clotrimazol (Bisphenyl-(2-chlorphenyl-1-imidazolyl)-methan)

Auch eine antibakterielle Wirkung liegt vor. Gegen Staphylokokken finden sich minimale Hemmkonzentrationen bis zu 50 µg/ml. Gegen Amöben (Naegleria fowleri) wirkt Clotrimazol in Konzentrationen von 1 µg/ml; gegen Trichomonas vaginalis liegt die abtötende Konzentration bei 100 µg/ml. Auch gegen Toxoplasmen ist Clotrimazol wirksam (Lit. bei [79]).

In zahlreichen Versuchsserien wurde geprüft, ob sich die Resistenz von Hefen und anderen Pilzstämmen gegen Clotrimazol experimentell steigern läßt. In Serien bis zu 22 Passagen über verschiedene Nährböden mit steigenden Clotrimazolkonzentrationen ließ sich ein Anstieg der Resistenz nicht erzielen. Demnach ist also für Pilze eine One-step-mutation ebenso wie eine Oligo-step-mutation in Anwesenheit von Imidazolderivaten auszuschließen. Dies konnte auch durch Untersuchungen mit den anderen antimikrobiell wirksamen Imidazolderivaten bestätigt werden.

Clotrimazol ist auch systemisch wirksam. Bei oraler Gabe wird es resorbiert (Nachweis von Blutspiegeln).

2.5.4 Miconazol und Isoconazol

Mit dem Imidazolderivat Miconazol (Abb. 5) wurde ebenfalls eine Substanz in die Lokaltherapie eingeführt, die einerseits als Breitspektrumantimyceticum zu bezeichnen ist und andererseits auch gegen grampositive Bakterien wirkt. Dies ist deshalb von großer Bedeutung, da auf längerbestehenden Pilzinfektionen regelmäßig auch Staphylokokken in großen Mengen vorliegen [95]. Diesen Staphylokokken kommt pathogenetische Bedeutung für das Fortbestehen der Läsion zu. Wirkstoffe mit antimycetischem *und* antibakteriellem Effekt führen rascher zur Abheilung als reine Antimycetica.

Miconazol wird ebenso wie Clotrimazol bei oraler Gabe resorbiert. Es lassen sich beim Menschen therapeutisch wirksame Serumspiegel erzielen (s. Abschn. 6.3 und 11); Miconazol kann auch intravenös verabreicht werden. Die Wirksamkeit bei systemischer Anwendung konnte im Tierversuch an verschiedenen Species bestätigt werden [39, 107, 108, 188]; Näheres s. Abschn. 5.2.

Isoconazol ist ein Isomer des Miconazols. Die Strukturformel von Miconazol lautet 1–2, 4-Dichlor-ß-(2,4-dichlorbenzyloxy)-phen-

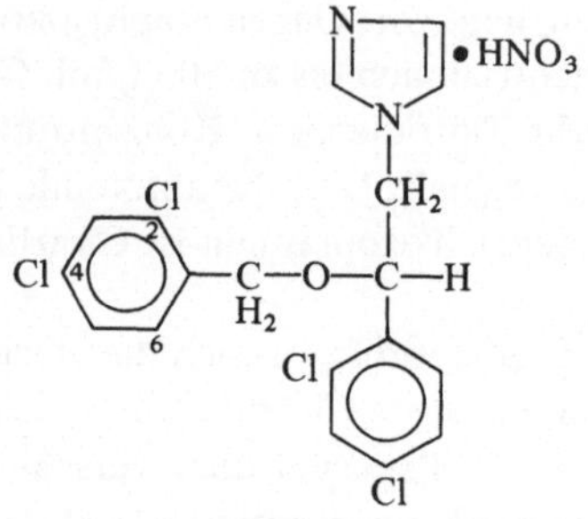

Miconazolnitrat (1 – {2–(2,4–Dichlorphenyl)–2–[(2,4–dichlorphenyl)–
methoxy]–athyl} –1 H–imidazolnitrat)

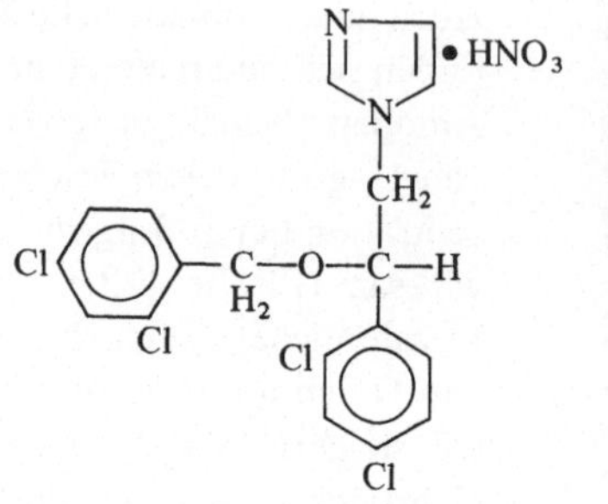

Isoconazolnitrat (1 – {2–(2,4–Dich
phenyl)–2–[(2,6–dichlorphenyl)–
methoxy]–äthyl}–1 H–imidazolnit

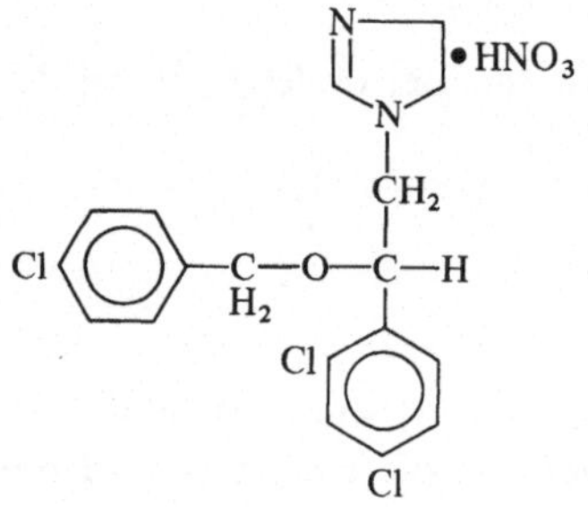

Econazolnitrat (1 –[2–(2,4–Dichlorphenyl)–
2–(4–chlorbenzyloxy)–athyl]–imidazolnitrat)

Abb. 5. Die Strukturformeln von Miconazol-, Isoconazol- und Econazolnitrat

äthylimidazol, diejenige von Isoconazol 1–2,4-Dichlor-ß-(2,*6*-di-
chlorbenzyloxy)-phenäthylimidazol. Die antimikrobielle Aktivität
von Isoconazol entspricht weitgehend der des Miconazols.

2.5.5 Econazol

Econazol enthält in seiner Struktur einen doppelt chlorierten aroma-
tischen Ring; der zweite aromatische Ring trägt — im Gegensatz zum
Miconazol — nur *ein* Chloratom (Strukturformel in Abb. 5). Das

18

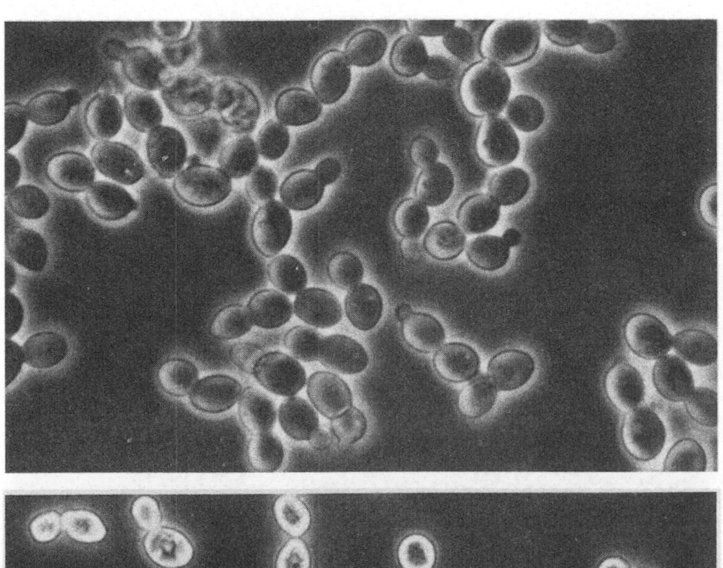
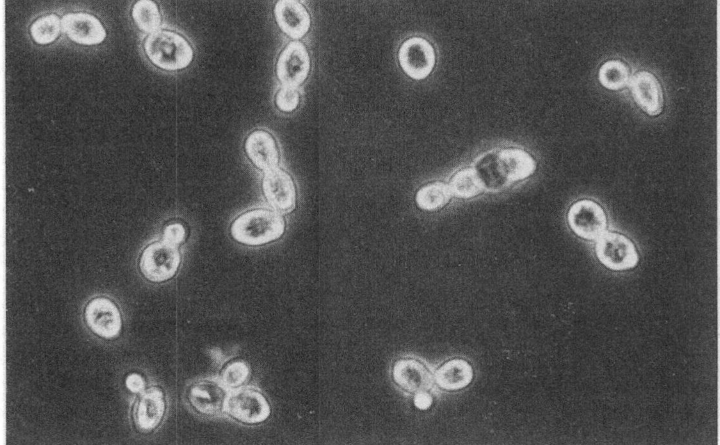

Abb. 6. *Im Phasenkontrastmikroskop sichtbare, durch Econazol hervorgeru-fene Veränderungen an Candida albicans*
Oberer Teil: 35 Std alte Kontrollkultur ohne Econazolzusatz
Unterer Teil: 24 Std nach Zugabe von 10 µg/ml Econazol findet man in den Zellen dichte Ablagerungen. Die Zellen sind nicht mehr vermehrungsfähig (nach PREUSSER)

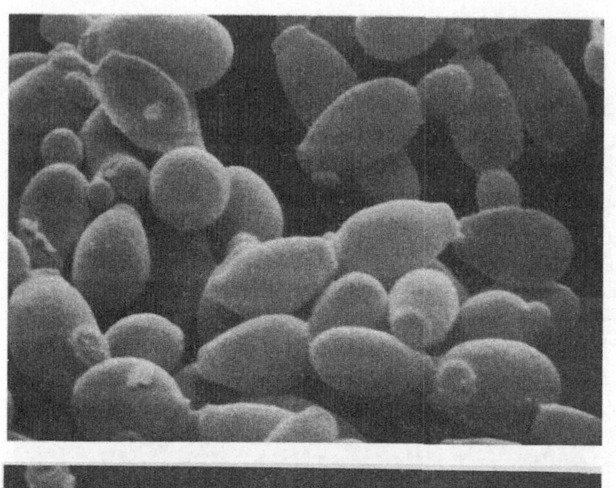

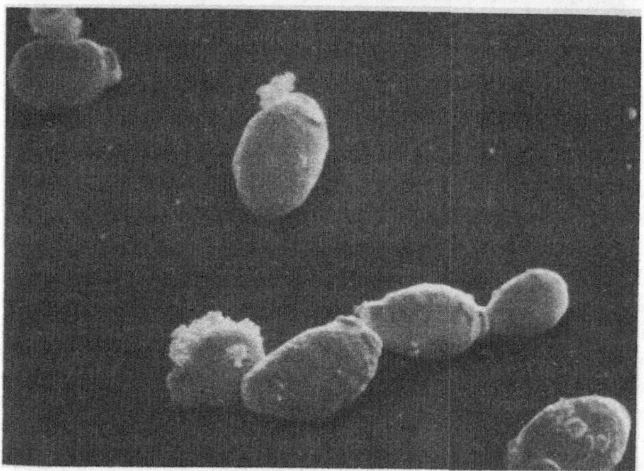

Abb. 7. *Rasterelektronenmikroskopische Aufnahme von Candida albicans.* Kontroll-Zellen *(oberer Teil der Abbildung)* und Hefen nach 4stündiger Exposition gegen Econazol in einer Konzentration von 50 µg/ml *(unterer Teil).* Die Zelloberfläche ist nunmehr unregelmäßig gestaltet, zeigt Vorwölbungen und Austritt von Material aus zahlreichen Einrissen (nach [6,7])

Wirkspektrum von Econazol ist dem Wirkspektrum von Miconazol außerordentlich ähnlich; z. T. liegt jedoch eine etwas höhere antimikrobielle Aktivität vor (s. später). Die in manchen Modellen nachzuweisende höhere Aktivität von Econazol im Vergleich zum Miconazol dürfte zumindest z. T. auf die geänderten (im antimikrobiellen bzw. galenischen Sinn verbesserten) physikalischen Eigenschaften zurückgehen. Ebenso wie andere Imidazolderivate beeinflußt Econazol die Oberfläche der Pilzzellen (Abb. 6 und 7).

Ebenso wie Miconazol wird auch Econazol in Form seines Nitrates in der Lokalbehandlung eingesetzt. Aufgrund der höheren antimikrobiellen Aktivität wird Econazolnitrat in Form 1%iger Präparationen verwendet; Miconazolnitrat ist in den üblichen Präparationen (Ausnahme: Tinktur) zu 2% enthalten.

Ebenso wie Miconazol kann auch Econazol zur Behandlung von Systemmykosen eingesetzt werden. Die Darreichung erfolgt entweder in Form von magensaftresistenten Kapseln oder in Form von intravenösen Injektionen (Infusionszusatz). Hier wird die reine Base und nicht das Nitrat verwendet. Econazol wird als eines der besten externen Breitspektrumantimycetica angesehen. Einerseits liegt eine hohe und breite antimikrobielle Aktivität vor (Aktivität gegen alle humanpathogenen Pilze und gegen grampositive Bakterien), und andererseits entspricht Econazol weitestgehend den Forderungen des Klinischen Pharmakologen. Bei externer Anwendung ergibt sich eine gute Penetration. Die Verträglichkeit ist sehr gut, und es lassen sich auch in tieferen Hautschichten sicher antimikrobiell wirksame Konzentrationen erzielen (s. Kap. 8).

2.5.6 Wertung der Imidazolderivate

Die Familie der Imidazolderivate brachte eine wesentliche Bereicherung der antimycetischen Lokalbehandlung; den ersten Ergebnissen nach dürfte sich auch eine bedeutende Verbesserung der Behandlungsmöglichkeit von Symstemmykosen ergeben. Eine endgültige Wertung ist hier aber noch nicht möglich.

Weitere Derivate, z. B. ein Dioxolan-Imidazol oder ein Clotrimazolderivat (Formeln in Abb. 8) erwiesen sich bei oraler Gabe als gut wirksam, bzw. zeigten bessere Pharmakokinetik als Clotrimazol [106, 148].

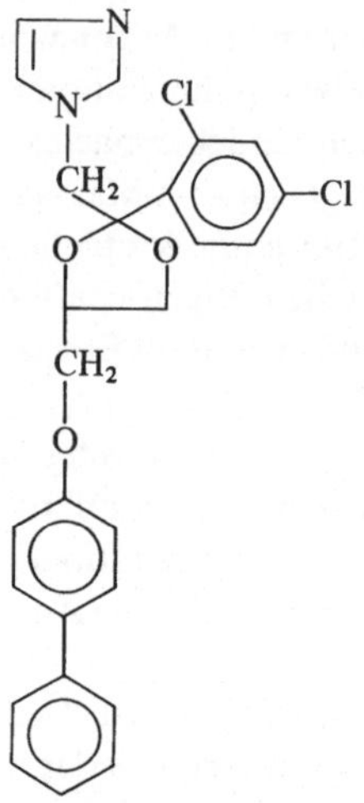

Abb. 8. Die Strukturformeln von R-34000 [Cis-biphenyl-4-yloxymethyl-2-(2,4-dichlorphenyl)-1,3-dioxolan-2-yl-methyl-imidazol (M = 481)] und von Bay h 4364 (M = 519)

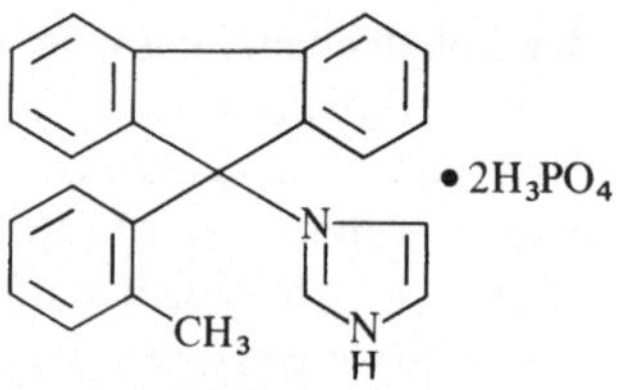

Chlormidazol, das erste gegen Hautmykosen eingesetzte Imidazolderivat, weist eine vergleichsweise schwächere antimyzetische Aktivität auf und wurde in Form 5%iger Präparationen eingeführt. Eine Wirkung gegen Bakterien fehlt. *Clotrimazol* entwickelte sich im letzten Jahrzehnt zu einem wichtigen Wirkstoff für die Lokalbehandlung dermatologischer und gynäkologischer Mykosen. Das breite Spektrum von Clotrimazol umfaßt alle humanpathogenen Pilze und Trichomonaden, sowie grampositive Bakterien.

Miconazol und *Econazol* weisen ebenfalls ein sehr breites Aktivitätsspektrum auf; diese Substanzen wirken gegen alle humanpathogenen Pilze, gegen Trichomonaden und gegen grampositive Bakterien. Es fehlt also im Spektrum nur die Wirksamkeit gegen gramnegative Keime. Diese Keime sind allerdings für oberflächliche Infektionen der Haut und Schleimhaut nur von untergeordneter Bedeutung (s. Kap. 9).

Bezüglich Breite des Wirkspektrums und Höhe der Gesamtaktivität sind die Imidazolderivate allen anderen Antimycetica überlegen; in vitro feststellbare Unterschiede innerhalb der Gruppe der Imidazolderivate gehen häufig auf die Testbedingungen zurück [70b].

Auf den ersten Blick verwundert, daß zwei chemisch so ähnliche Substanzen wie Miconazol und Econazol, die sich nur durch ein Chloratom unterscheiden, doch quantitativ differente antimikrobielle Aktivitäten aufweisen. So genügt bei Econazolnitrat der Einsatz in 1%iger Konzentration, während Miconazolnitrat in Form 2%iger Präparationen in der Lokalbehandlung angewendet wird. Es ist aber zu berücksichtigen, daß schon kleine Veränderungen der Molekularstruktur die Penetration verändern können; unter Umständen spielt so ein Faktor beim Eindringen in die Haut, bei der Abgabe aus der Präparation (Bioverfügbarkeit) und beim Zustandekommen des antimikrobiellen Effekts eine wichtige Rolle.

Aufgrund ihrer großen Bedeutung soll im folgenden eine der wichtigsten Substanzen unter den lokal angewendeten Breitspektrumantimycetica und Breitspektrumantimikrobica, das Econazolnitrat, als Beispiel für die modernen Imidazolderivate ausführlich besprochen werden.

3 Econazol

3.1 Allgemeines

Econazolnitrat ist nach den bisher vorliegenden experimentellen und klinischen Versuchsergebnissen ausgezeichnet zur Lokalbehandlung von Pilzinfektionen der Haut oder Schleimhaut geeignet; in vieler Hinsicht übertrifft es an Wirksamkeit und Verträglichkeit andere, chemisch ähnliche Verbindungen. Econazol wurde vor etwa 10 Jahren in den Laboratorien von Janssen in Beerse, Belgien, synthetisiert. Die weitere Erforschung und Entwicklung bis zur klinischen Anwendung erfolgte dann durch Cilag-Chemie, Schaffhausen, Schweiz. Auch Miconazol wurde von Janssen synthetisiert, während Clotrimazol von Bayer entwickelt wurde.

3.2 Chemische Struktur

Econazol ist der nicht warenzeichengeschützte, internationale Name (Rec. I. N. N.) der Weltgesundheitsorganisation für das 1-[2-(2,4-Dichlorphenyl)-2-(4-chlorbenzyloxy)-äthyl]-imidazolnitrat.
Die Strukturformel ist in Abb. 5 wiedergegeben.
Die Summenformel von Econazolnitrat lautet
$C_{18}H_{15}Cl_3N_2O \cdot HNO_3$.
Das Molekulargewicht der Econazolbase beträgt 381,68; das Molekulargewicht des Econazolnitrats beträgt 444,70.

3.3 Physikalische Eigenschaften

Econazol ist ein weißes, amorphes oder feinkristallines, geruchloses Pulver und schmilzt zwischen 160 und 168 °C. Die *Ultraviolettabsorption* zeigt Maxima bei 218, 266, 272 und 280 nm und Minima bei 247, 269 und 278 nm (Lösungsmittel: 90% Isopropanol und 10% 0,1 Mol/l HCl).

Die *Stabilität* von Econazol ist in gelöster und ungelöster Form ausgezeichnet. Econazol ist nicht hygroskopisch. Die *Löslichkeit* von Econazolnitrat in Wasser ist gering (höchstens 0,05%). In Methanol und Dimethylformamid ist Econazolnitrat gut löslich.

Für die Reinheitsprüfung ist wichtig, daß die chemische Struktur von Econazol durch folgende Methoden nach Standardverfahren bestätigt werden kann: Ultraviolettabsorption, Infrarotabsorption, NMR-Absorption und Massenspektralanalyse. Weiter stehen zur Identifizierung Methoden der Dünnschichtchromatographie und der Gaschromatographie zur Verfügung. Der pKa-Wert von Econazolnitrat liegt bei pH 4,8. In diesem Bereich ist die stärkste Pufferkapazität gegeben. Erst bei stärker saurem pH-Wert liegt Econazolnitrat als Kation vor; Membrandurchdringung, Resorption und antimikrobielle Aktivität erfahren dann eine Abschwächung. Dieser Punkt ist bei therapeutischem Einsatz auf der äußeren Haut (Säuremantel!) und auf dem Vaginalepithel von besonderer Bedeutung (s. später).

Die physikalischen Eigenschaften einer Substanz beeinflussen ganz wesentlich ihre *therapeutische Anwendbarkeit*. Dies gilt auch für den Einsatz in Lokaltherapeutica. Die Bioverfügbarkeit ergibt sich aus Wechselbeziehungen zwischen der Substanz, den Trägerstoffen, bzw. Lösungsmitteln und der (erkrankten) Hautoberfläche. Geringe Änderungen der physikalischen Eigenschaften nehmen oft große Auswirkung auf die Bioverfügbarkeit.

Econazolnitrat weist keine polymeren Formen auf; damit sind Umlagerungen der Kristallstruktur ausgeschlossen. Unter den üblichen Lagerungsbedingungen für Medikamente erfolgt keine Zersetzung oder Inaktivierung von Econazolnitrat in den heute angewendeten galenischen Zubereitungsformen. — In manchen topischen Zubereitungen liegt Econazolnitrat zu 50% in gelöster Form und zu 50% als Feststoff vor; in den gleichen Zubereitungen aber findet sich Miconazolnitrat nur zu etwa 10% gelöst und zu 90% in fester Form. Die

Bioverfügbarkeit der Wirkstoffe ist in gelöster Form jedoch weit höher; damit steigt auch die Effektivität bei klinischem Einsatz. Econazol wird zur systemischen Therapie in Form von magensäure-resistenten Kapseln und in Form von Injektionslösungen geprüft. Zur Lokalbehandlung gibt es Econazolnitrat in Form von Creme, Lösung, Puder und Lotion sowie Vaginalcreme und Vaginalovula.

3.4 Antimikrobielles Spektrum

3.4.1 Wirksamkeit gegen Pilze

Bei der Prüfung von Econazolnitrat auf fungicide Eigenschaften sind die gleichen Punkte zu beachten wie bei allen anderen Azol-Antimycetika: die Wirkung ist abhängig vom Medium, insbesondere von der Anwesenheit bestimmter Lipide; weiter besteht eine deutliche Keimmengenempfindlichkeit, was auf eine Bindung an die Zelloberflächen hinweist; letztlich beeinflußt auch die Anwesenheit von Sauerstoff die antimycetische Wirksamkeit. Bei der in den Geweben und im Blut vorliegenden Sauerstoffspannung weisen die Azol-Antimycetica höhere Aktivitäten auf als unter Luftbedingungen. Dieser Befund steht im Gegensatz zum Verhalten anderer Antimycetica wie zum Beispiel Haloprogin (148).
Die Konzentrationen der Azol-Antimycetica, die zu einer *Wachstumshemmung* führen, sind etwa hundertmal höher als die Konzentrationen, die am gleichen Pilzstamm eine *Zellteilungshemmung* bewirken.
Die minimalen Hemmkonzentrationen von Econazol gegen die wichtigsten *Dermatophyten* liegen zwischen 0,1 und 1 µg/ml. Mit diesen Werten ist Econazol der bisherigen aktivsten Standardsubstanz Tolnaftat eindeutig überlegen. In Tabelle 2 findet sich ein Vergleich der fungistatischen Aktivität von Econazol und Tolnaftat an Dermatophyten [221]. Mittels verschiedener anderer Methoden konnten die hier angeführten Werte von weiteren Untersuchern durchwegs bestätigt werden. (Wenn auch die Bestimmung der Aktivität in vitro der erste Schritt bei der Erprobung eines neuen Antimikrobicums sein muß, so sollen die Ergebnisse der verschiedenen Testungen für die klinische Effektivität nicht überbewertet werden.)

26

Tabelle 2. Vergleich der fungistatischen Aktivität von Econazol (E) und Tolnaftat (T) an Dermatophyten (Ablesung nach 14 d, nach [221])

○ = Vollständige Hemmung   ◑ = partielle Hemmung (etwa 50%)   ● = keine Hemmung
◔ = partielle Hemmung (etwa 25%)   ◕ = partielle Hemmung (etwa 75%)

Pilzstamm	K	KL	1000 µg/ml		100 µg/ml		10 µg/ml		1 µg/ml		0,1 µg/ml		0,01 µg/ml		0,001 µg/ml	
			E	T	E	T	E	T	E	T	E	T	E	T	E	T
Microsporum canis (RV 14314)	●	●	○	○	○	○	○	○	○	◔	○	◕	◕	●	◕	●
Microsporum canis (RV 16465)	●	●	○	○	○	○	○	◔	○	◑	◔	●	◕	●	◕	●
Microsporum audouini	●	●	○	○	○	◔	○	◔	○	◑	◔	◕	◕	●	●	●
Trichophyton mentagrophytes (RV 14013)	●	●	○	○	○	○	○	○	○	◔	○	○	○	◕	◔	●
Trichophyton mentagrophytes (RV 14126)	●	●	○	○	○	○	○	○	○	◔	○	◑	○	◕	◔	●
Trichophyton rubrum (RV 14155)	●	●	○	○	○	○	○	○	○	○	○	○	◔	◑	◑	●
Trichophyton rubrum (RV 15715)	●	●	○	○	○	○	○	○	○	○	◔	○	◑	◑	◕	●
Trichophyton tonsurans	●	●	○	○	○	○	○	○	○	○	◑	○	◕	◕	●	●
Trichophyton verrucosum	●	●	○	○	○	○	○	○	○	○	○	○	◕	◔	●	●
Trichophyton interdigitale	●	●	○	○	○	◔	○	◔	○	◔	◔	◕	●	●	●	●
Trichophyton ferrugineum	●	●	○	○	○	◔	○	◔	○	◔	◔	◕	◑	●	◕	●
Langeronia soudanensis	●	●	○	○	○	○	○	○	○	○	◔	◔	◕	◑	◕	●
Trichophyton violaceum	●	●	○	○	○	○	○	○	○	○	◑	○	◕	◑	◕	●
Epidermophyton floccosum	●	●	○	○	○	○	○	○	○	○	○	◔	○	●	●	●
Microsporum gypseum	●	●	○	○	○	◔	○	◔	○	◔	◔	●	●	●	●	●

K = Kontrolle, KL = Kontrolle Lösungsmittel (Äthanol).

Tabelle 3. Vergleich der fungistatischen Aktivität von Econazol und Nystatin an verschiedenen Hefen (3 U Nystatin/ml = 1 µg/ml; Symbole wie in Tabelle 2)

Pilzstamm	K	KL	Econazol (µg/ml)							Nystatin (µg/ml)					
			1000	100	10	1	0,1	0,01	0,001	1666	333	33	3,3	0,3	0,03
Saccharomyces cerevisiae	●	●	○	○	◐	●	●	●	●	○	○	○	◐	●	●
Torulopsis glabrata	●	●	○	○	◐	●	●	●	●	○	○	◔	◐	●	●
Cryptococcus neoformans	●	●	○	○	○	◔	●	●	●	○	○	○	◐	●	●
Candida tropicalis	●	●	○	○	◐	●	●	●	●	○	○	◔	◐	●	●
Candida albicans (RV 4688)	●	●	○	○	◕	●	●	●	●	○	○	○	◐	●	●
Candida albicans (RV 1995 L)	●	●	○	○	◐	●	●	●	●	○	○	○	◐	●	●
Candida krusei	●	●	○	○	◔	◐	●	●	●	○	○	◔	◐	●	●
Candida paropsilosis	●	●	○	○	○	◐	●	●	●	○	○	◔	●	●	●
Candida stellatoidea	●	●	○	○	○	◐	●	●	●	○	○	○	◐	●	●
Candida pseudotropicalis	●	●	○	○	◔	◐	●	●	●	○	○	◔	◐	●	●
Trichosporon cutaneum	●	◔	○	○	○	◔	◔	◕	●	○	○	○	◐	●	●
Rhodotorula sp.	●	◔	○	○	◔	◐	●	●	●	○	○	○	◐	●	●

K = Kontrolle; KL = Kontrolle Lösungsmittel (Äthanol).

An verschiedenen medizinisch relevanten Hefen und hefeähnlichen Organismen liegen die Hemmkonzentrationen von Econazol zwischen 10 und 100 µg/ml (vollständige Wachstumshemmung). Bei einem Vergleich mit Nystatin, einem Tetraenantibioticum, welches hinsichtlich der antimikrobiellen Aktivität gegen Hefen als positive Referenzsubstanz gilt, erwies sich Econazol als unterlegen: an 12 geprüften Hefen (Tabelle 3) war Econazol etwa dreimal schwächer als Nystatin [221]. Auf Mol/l berechnet, reduziert sich die Aktivität von Econazol im Vergleich zu Nystatin (Molekulargewicht 950) noch weiter.

In Tabelle 4 ist die fungistatische Aktivität von Econazol gegen verschiedene Schimmelpilze und Erreger von Systemmykosen zusammengestellt. Mit Ausnahme von vier Species erfolgte eine Wachstumshemmung bereits ab Konzentrationen von 1 µg/ml. – Econazol und Econazolnitrat weisen in den üblichen mikrobiologischen Aktivitätsmessungen praktisch keine Unterschiede auf [188].

Andere Autoren bestimmten die fungistatischen Hemmkonzentrationen von Econazolnitrat in Verdünnungsreihen auf Sabouraud-Glucose-Agar. Je nach dem Zeitpunkt der Ablesung ergaben sich unterschiedliche Werte. Bei den Candida-Species zeigten bereits Konzentrationen von 0,36 µg/ml einen deutlichen Hemmeffekt (Beurteilung nach 24 Std); die geringste Empfindlichkeit wies Mucor mucedo auf (Tabelle 5).

Auch im Warburg-Versuch (manometrische Messung des Sauerstoffverbrauchs) ließ sich die hohe Aktivität von Econazolnitrat gegen Hefen bestätigen. Bei Warburg-Versuchen werden zwei Techniken angewendet: Messung des Sauerstoffverbrauchs ruhender Keime und Messung des Sauerstoffverbrauchs proliferierender Keime. Im ersteren Fall liegen vergleichsweise ähnliche Bedingungen vor wie bei Sekundärinfektionen (Saprophyten oder fakultativ pathogene Organismen); Proliferationsversuche hingegen entsprechen etwa den Bedingungen des Keimstoffwechsels bei Infektionen. In Abb. 9 ist die Dosis-Wirkungs-Kurve von Econazolnitrat auf ruhende Saccharomyces cerevisiae und auf ruhende Candida albicans wiedergegeben. An Candida albicans bewirkt Econazolnitrat eine stärkere Beeinträchtigung des Sauerstoffverbrauchs als an Saccharomyces cerevisiae. – Der Vorteil der Warburg-Versuche liegt darin, daß auch vergleichsweise schlecht lösliche Substanzen über einen weiten Kon-

Tabelle 4. Fungistatische Aktivität von Econazol gegen verschiedene humanpathogene, tierpathogene, pflanzenpathogene und saprophytäre Pilze (nach [221]; Symbole wie in Tabelle 2)

Pilzstamm	K	KL	Econazol 1000 µg/ml	100 µg/ml	10 µg/ml	1 µg/ml	0,1 µg/ml	0,01 µg/ml	0,001 µg/ml
Absidia ramosa	●	●	○	○	◔	◐			
Mucor sp.	●	●	○	○	◔	●			
Basidiobolus meristosporus	●	●	○	○	○	◔			
Rhizopus sp.	●	●	○	○	◔	●			
Entomophthora coronata	●	◐	○	○	○	●			
Mortierella sp.	●	●	○	◔	◔	●			
Madurella mycetomi[b]	●	●	○	○	○	○	○	●	●
Streptomyces somaliensis	●	◔	○	○	○	○	●	●	●
Streptomyces madurae[b]	●	●	○	○	○	○	◐	●	●
Streptomyces pelletieri[b]	●	●	○	○	○	○	◐	●	●
Nocardia asteroides	●	◔	○	○	○	○	●	●	●
Nocardia brasiliensis	●	●	○	○	○	◔	●	●	●
Blastomyces dermatitidis (A 641)	●	◐	○	○	○	○	◔	●	● MP
Blastomyces brasiliensis[b]	●	○	○	○	○	○	○	○	◔ MP
Histoplasma capsulatum	●	●	○	○	○	○	○	○	● MP
Blastomyces dermatitidis (RV 15455)	●	◐	○	○	○	○	◔	◕	● SP
Blastomyces dermatitidis (RV 15455)	●	◐	○	○	○	○	○	◔	◔ SP
Blastomyces dermatitis (A 641)	●	◐	○	○	○	○	◔	◔	●

Tabelle 4. *Fortsetzung*

Pilzstamm	K	KL	Econazol 1000 µg/ml	100 µg/ml	10 µg/ml	1 µg/ml	0,1 µg/ml	0,01 µg/ml	0,001 µg/ml
Aspergillus fumigatus	●	●	○	○	○	○	◔	●	●
Aspergillus flavus	●	●	○	○	○	○	◑	●	●
Aspergillus nidulans	●	◑	○	○	○	○	◔	◔	●
Aspergillus niger	●	●	○	○	○	◔	●	●	●
Geotrichum candidum	●	●	○	○	◕	●	●	●	●
Penicillium notatum	●	◔	○	○	○	○	◔	●	●
Sporothrix schenckii I	●	●	○	○	○	○	◔	●	●
Sporothrix schenckii II	●	●	○	○	○	○	◑	●	●
Allescheria boydii	●	●	○	○	○	◔	◔	●	●
Madurella grisea	●	●	○	○	○	◑	◕	●	●
Alternaria sp.	●	◔	○	○	○	○	◔	●	●
Fusarium sp.	●	◔	○	◔	◔	◕	◕	●	●
Saprolegnia sp.	●	◑	○	○	◔	◔	◕	●	●
Aureobasidium pullulans	●	◑	○	○	○	○	●	●	●
Scopulariopsis brevicaulis	●	●	○	◔	◔	◑	●	●	●
Cephalosporium recife[a]	●	◔	○	○	◔	◕	●	●	●
Cladosporium wernecki[a]	●	◔	○	○	○	○	◔	◔	●
Cladosporium trichoides[b]	●	◔	○	○	○	○	◔	◔	●
Phialophora verrucosa	●	◕	○	○	◔	◑	●	●	●
Phialophora pedrosoi[b]	●	◔	○	○	○	◑	◑	●	●

K = Kontrolle, KL = Kontrolle Lösungsmittel (Äthanol).
MP = Mycelphase, SP = Sprossungsphase.
Ablesung nach 2 Wochen. [a] Ablesung nach 3 Wochen. [b] Ablesung nach 4 Wochen.

Tabelle 5. Fungistatische Aktivität von Econazolnitrat im Reihenverdünnungstest (Sabouraud-Glucose-Agar)

Getestete Pilzstämme		MIC [µg/ml]		
Dermatophyten		6 Tage	9 Tage	14 Tage
. Epidermophyton floccosum	A 3004	3,12	3,12	6,25
. Microsporum audouinii	N° 940 IP	3,12	50	50
. Microsporum canis	A 325	1,56	3,12	25
. Trichophyton interdigitale	N° 428 IP	12,50	25	25
. Trichophyton mentagrophytes	N° 877 IP	12,50	12,50	25
. Trichophyton rubrum	A 290	6,25	12,50	12,50
. Trichophyton tonsurans	A 4530	1,56	25	25
. Trichosporon cutaneum	A 350	12,50	25	50
Hefen und hefeähnliche Organismen		24 Std	48 Std	7 Tage
. Candida albicans	N° 3153 serotype A	0,36	1,56	12,50
. Candida albicans	N° 4560 serotype A	0,36	6,25	25
. Candida albicans	N° 3156 serotype B	0,36	1,56	12,50
. Candida tropicalis	N° 857 §	0,36	1,56	12,50
. Candida parakrusei	N° 45 IP	0,36	6,25	25
. Cryptococcus neoformans	N° 526	0,36	1,56	6,25
. Torulopsis glabrata	N° 810 IP	0,36	6,25	12,50
. Saccharomyces cerevisiae	0,36	3,12	12,50	

Tabelle 5. *Fortsetzung*

Getestete Pilzstämme		MIC [µg/ml]		
Dimorphe Pilze		6 Tage	9 Tage	14 Tage
. Aspergillus niger	A 184	6,25	25	50
. Aspergillus fumigatus	A 193	3,12	12,50	12,50
. Blastomyces dermatitidis	N° 60 IP	0,36	3,12	3,12
. Histoplasma capsulatum	N° 1052 IP	1,56	3,12	3,12
. Madurella mycetomi	N° 582 IP	0,78	3,12	3,12
. Mucor mucedo	A 56	12,50	50	100
. Nocardia asteroides	A 73	1,56	1,56	3,12
. Penicillium notatum	A 2430	0,78	1,56	6,25
. Sporotrichum schenckii	N° 245 IP	12,50	50	50

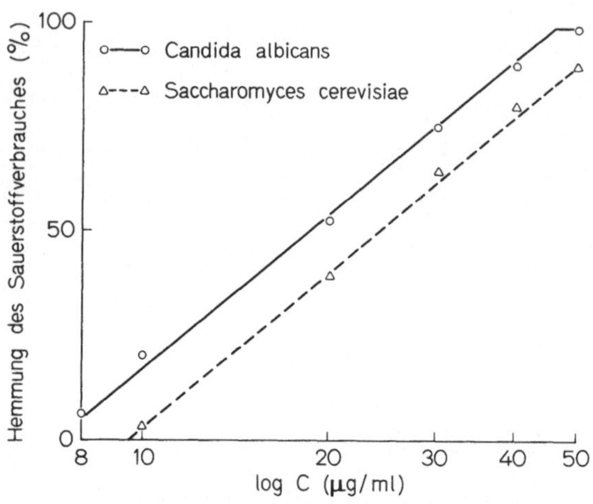

Abb. 9. *Dosis-Wirkungs-Kurve von Econazolnitrat auf ruhende Saccharomyces cerevisiae und ruhende Candida albicans.* Warburg-Versuche, Medium Ringer-Glucose mit 3,3% Dimethylformamid, Angaben in % Hemmung des Sauerstoffverbrauchs im Vergleich zur Kontrolle (Lösungsmittel). Versuchsdauer: 60 min

zentrationsbereich durch Wahl eines geeigneten Mediums untersucht werden können.

Untersuchungen mittels Coulter-Counter bestätigen die hohe Aktivität der Imidazolderivate gegen Candida albicans: antimycetische Effekte werden bereits durch Konzentrationen zwischen 0,01 und 0,06 fmol/Zelle ausgelöst [33]. In bestimmten mikrobiologischen Testen erfolgte das Auftreten der antimycetischen Effekte vergleichsweise spät: Messungen der Wirkkinetik durch turbidimetrische Methoden ergaben bei den Imidazolderivaten einen Beginn der Wirkung nach 105 min; bei den Polyenantibiotica Nystatin, Natamycin und Amphotericin B war der antimycetische Effekt schon nach 25 min deutlich nachweisbar [19]. Anders ist dies bei Warburg-Versuchen an ruhenden Keimen: hier setzt die antimyzetische Wirkung (Hemmung des Sauerstoffverbrauchs durch Econazolnitrat) schon binnen 20 min ein [167], während es bei Verwendung gleicher Konzentrationen an Nystatin oder Natamycin manchmal bis zu 1 Std dauert, ehe eine signifikante Verringerung des Sauerstoffverbrauchs auftritt [160].

3.4.2 Antibakterielle Aktivität

Ebenso wie von Clotrimazol ließ sich auch von Miconazol und Econazol eine antibakterielle Aktivität nachweisen, allerdings nur gegen grampositive Keime. Mittels Serienverdünnungstesten in zwei verschiedenen Medien wurden die baktericiden (Ablesung nach 7 Tagen) und bakteriostatischen (Ablesung nach 2 Tagen) Effekte von Econazol bestimmt. Bei grampositiven Bakterien (Staphylokokken, Streptokokken) entsprachen baktericide und bakteriostatische Wirkung von Econazol etwa der Aktivität von Benzylpenicillin (Tabelle 6). Ab Konzentrationen von 10 µg/ml bewirkt Econazol eine komplette Baktericidie und Bakteriostase an den getesteten grampositiven Keimen. Gegen gramnegative Bakterien war Econazol wirkungslos [221].

In weiteren Untersuchungsserien konnte die Wirksamkeit von Econazol gegen grampositive Bakterien immer wieder bestätigt werden. Im Reihenverdünnungstest liegen die Grenzwerte der bakteriostatischen Aktivität z. T. erstaunlich niedrig, zwischen 0,36 und 0,78 µg/ml bei zwei Stämmen von Staphylococcus aureus und zwischen 0,04 und 1,56 µg/ml bei Streptococcus faecalis und Streptococcus pyogenes [188, 221]. Bei Actinomyces ist eine bakteriostatische Aktivität schon bei 0,78 µg/ml festzustellen (Ablesung nach 48 Std); die baktericiden Konzentrationen von Econazolnitrat liegen jeweils beim 10–15fachen der bakteriostatischen Konzentrationen (s. Tabelle 7). Im Warburg-Versuch ließ sich die baktericide und bakteriostatische Aktivität von Econazolnitrat bestätigen. An *ruhenden Staphylokokken* (Staphylococcus aureus haemolyticus, isoliert von einer dermatologischen Läsion) ergab sich eine signifikante Hemmung des Sauerstoffverbrauchs ab Konzentrationen von 5 µg/ml. Die in diesen Versuchsserien erhaltene Dosis-Wirkungs-Kurve von Econazolnitrat auf Staphylococcus aureus haemolyticus ist in Abb. 10 dargestellt.

An proliferierenden Staphylokokken ließ sich eine antibakterielle Aktivität von Econazolnitrat erst in wesentlich höheren Konzentrationen feststellen. Erst 40 µg/ml bewirkten eine signifikante Verminderung des Sauerstoffverbrauchs im Vergleich zu den Kontrollen. Hierbei ist allerdings zu berücksichtigen, daß 3,3% Dimethylformamid, welches als Lösungsmittel im Versuchsansatz enthalten war, die Proliferation beeinträchtigt. Nach Zukippen von Wirkstofflösung

Tabelle 6. Vergleich der bakteriostatischen und baktericiden Aktivität von Econazol (E) und Natrium-Benzylpenicillin (P) Media Phenylsulfalein-Dextrose (D), Tryptose-Bouillon (T) nach [221] (Symbole wie in Tabelle 2)

Ablesung nach 48 Stunden (bakteriostatische Aktivität)

Organismus	D/T	K	KL	1000 µg/ml E	1000 µg/ml P	100 µg/ml E	100 µg/ml P	10 µg/ml E	10 µg/ml P	1 µg/ml E	1 µg/ml P	0,1 µg/ml E	0,1 µg/ml P	0.01 µg/ml E	0.01 µg/ml P
Erysipelothrix insidiosa	D	●	●	○	○	○	○	○	○	○	○	○	○	○	●
	T	●	●			○	○	○	○	○	○	○	○	●	●
Staphylococcus haemolyticus	D	●	●	○	○	○	○	○	○	○	○	●	○	●	●
	T	●	●			○	○	○	●	●	○	●	○	●	●
Staphylococcus aureus (B 2198)	D	●	●	○	○	○	○	○	●	○	●	●	●	●	●
	T	●	●			○	○	○	●	●	●	●	●	●	●
Staphylococcus aureus (B 1574)	D	●	●	○	○	○	○	○	●	○	●	●	○	●	●
	T	●	●			○	●	○	●	●	●	●	●	●	●
Streptococcus pyogenes	D	●	●	○	○	○	○	○	○	○	○	○	○	○	○
	T	●	●			○	○	○	○	○	○	○	○	●	○
Streptococcus faecalis	D	●	●	○	○	○	○	○	○	●	○	●	○	●	●
	T	●	●			○	○	○	○	○	○	●	○	●	●
Bacillus subtilis	D	●	●	○	○	○	○	○	○	●	●	●	●	●	●
	T	●	●			○	○	○	○	●	●	●	●	●	●
Bacillus anthracis	D	●	●	○	○	○	○	○	○	○	○	○	○	●	●
	T	●	●			○	○	○	○	●	○	●	○	●	○
Salmonella pullorum gallin.	D	●	●	●	○	●	○	○	○	●	●	●	●	●	●
	T	●	●			●	○	●	○	●	●	●	●	●	●
Escherichia coli	D	●	●	●	○	●	○	●	●	●	●	●	●	●	●
	T	●	●			●	●	●	○	●	●	●	●	●	●
Pseudomonas aeruginosa	D	●	●	●	●	●	●	●	●	●	●	●	●	●	●
	T	●	●			●	●	●	●	●	●	●	●	●	●
Pasteurella pseudotuberculosis	D	●	●	●	○	●	○	●	●	○	●	○	●	●	●
	T	●	●			●	○	●	●	○	●	○	●	●	●
Bordetella bronchiseptica	D	●	●	●	○	●	○	●	●	●	●	●	●	●	●
	T	●	●			●	●	●	●	●	●	●	●	●	●

Ablesung nach 7 Tagen (bakterıcıde Aktivitat)

		K	KL	1000 µg/ml		100 µg/ml		10 µg/ml		1 µg/ml		0 1 µg/ml		0.01 µg/ml	
				E	P	E	P	E	P	E	P	E	P	E	P
Erysipelothrix insidiosa	D														
	T														
Staphylococcus haemolyticus	D														
	T														
Staphylococcus aureus (B 2198)	D														
	T														
Staphylococcus aureus (B 1674)	D														
	T														
Streptococcus pyogenes	D														
	T														
Streptococcus faecalıs	D														
	T														
Bacillus subtilıs	D														
	T														
Bacillus anthracis	D														
	T														
Salmonella pullorum gallın	D														
	T														
Escherıchia coli	D														
	T														
Pseudomonas aerugınosa	D														
	T														
Pasteurella pseudotuberculosis	D														
	T														
Bordetella bronchıseptıca	D														
	T														

K = Kontrolle, KL = Kontrolle Losungsmıttel (Athanol).

Tabelle 7. Bakteriostatische und baktericide Aktivität von Econazolnitrat im Reihenverdünnungstest. Angabe der MIC in µg/ml

Bakterienstamm	Bakteriostase		Baktericidie
	nach 48 Std	nach 7 Tagen	nach 3 Tagen
Staphylococcus aureus oxford	0,78	3,12	6,25
Staphylococcus aureus smith	0,36	3,12	3,12
Streptococcus pyogenes A 241	0,04	0,08	0,16
Streptococcus faecalis D 5434	1,56	6,25	25
Bacillus subtilis IP – 5263	6,25	12,50	50
Bacillus anthracis IP – A 210	0,78	1,56	3,12
Actinomyces israeli (mil. Dubos)	0,78	6,25	12,5

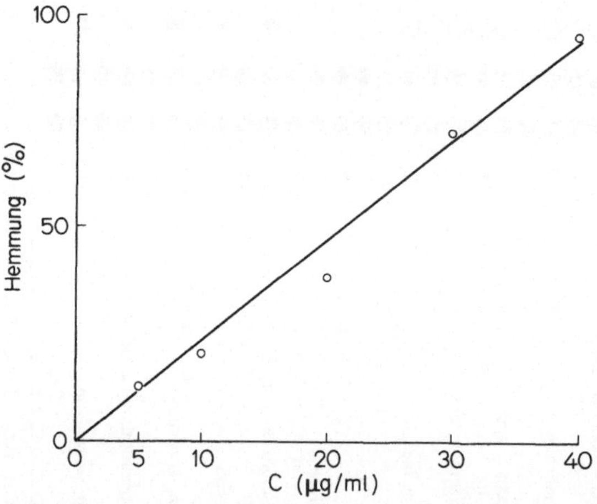

Abb. 10. *Dosis-Wirkungs-Kurve von Econazolnitrat bei Einwirkung auf Staphylococcus aureus haemolyticus in Ruhe.* Medium: Ringer-Glucose mit 3,3% Dimethylformamid. Angabe des Hemmeffektes in % der Kontrolle, Sauerstoffverbrauch in den Kontrollen 57 ± 9 µl/Std

und Lösungsmittel allein war die Proliferation bereits unterbrochen. Einzelheiten bei [167]. An Laktobakterien (Döderlein-Stäbchen) zeigt Econazolnitrat in Konzentrationen zwischen 1 und 10 µg/ml eine deutliche Hemmwirkung. Dies ist jedoch ohne therapeutische Konsequenz [199] wie später (s. Abschn. 10.5) besprochen wird.

3.4.3 Vergleich der antimikrobiellen Aktivität von Econazol mit anderen Lokaltherapeutica

Antimyzetische Aktivität. Schon in der ersten Erprobungsphase von Econazol wurde gegen die positiven Referenzsubstanzen geprüft. Als positive Referenzsubstanz bei Dermatophyten gilt Tolnaftat und bei Hefen Nystatin. Die Ergebnisse der vergleichenden Prüfserien wurden bereits in den Tabellen 2 und 3 wiedergegeben [221]. Bei den Dermatophyten erwies sich Econazol als dem Tolnaftat überlegen, bei Hefen zeigte Econazol ein Drittel der Aktivität von Nystatin. Econazol wirkt stärker antimycetisch als das chemisch ähnliche Miconazol [49, 188], auch an Endosporen von Coccidiodes immitis [106]. Andere Untersucher beschäftigten sich mit der vergleichenden Untersuchung der Hemmzonen verschiedener Antimycetica bei *Trichophyton rubrum* [89, 90]. In gestanzte Löcher von pilzbeimpften Platten kamen 1 bzw. 10 µg Econazol, Econazolnitrat, Amphotericin B, Griseofulvin, Nystatin, Natamycin oder Tolnaftat. Nach 14 Std bei 23 °C und weiteren 48 Std bei 28 °C wurden die Hemmzonen ausgemessen. Die größten Hemmzonen fanden sich bei Econazol und Econazolnitrat (9–12 mm, bzw. 18–20 mm Durchmesser je nach Konzentration); die Hemmhöfe bei Tolnaftat maßen 8–9 mm, bzw. 10 mm im Durchmesser. Die anderen genannten Substanzen blieben praktisch ohne Wirkung. In einer weiteren Untersuchungsreihe wurde festgestellt, daß − in gleichen Konzentrationen wie oben − Nystatin, Undecylensäure, Hexachlorophen, Zinkundecylenat, Salicylsäure und Clioquinol im *Agardiffusionstest* keine Hemmhöfe verursachen [152]. Griseofulvin und Phenylquecksilber zeigten nur in der Dosis von 10 µg eine Hemmwirkung. Clotrimazol und Econazolnitrat hingegen ließen in beiden geprüften Konzentrationen einen Effekt erkennen. Erschwert man nun die Testbedingungen durch Einsaat eines Mycels in jedes Testloch, so verschwindet der Hemmeffekt von Griseofulvin. Clotrimazol und Phenylquecksilber bewirken nur in der Dosis von 10 µg einen Hemmhof. Einzig Econazolnitrat bleibt auch hier in der Dosis von 1 µg aktiv.

Im *Agardiffusionstest mit Candida albicans* weisen Nystatin, Amphotericin B und Gentianaviolett nur geringe Aktivität auf (Hemmhöfe mit kleinen Durchmessern), während Clotrimazol und Econazol stark wirksam sind [153]. Unter *anaeroben* Bedingungen auf Agarplatten mit Minimalmedien zeigt sich ein Hemmeffekt von Econazolnitrat und Clotrimazol in Dosen von 1, 5 und 10 µg; das Ausmaß des Effektes entspricht der Wirkung von Nystatin und Amphotericin B, übertrifft jedoch Natamycin. Unter *aeroben* Bedingungen ergibt sich ein so starkes Oberflächenwachstum der Hefen, daß Hemmeffekte überlagert werden; mikroskopische Untersuchung der Hefen aus den Randzonen der angenommenen Hemmhöfe ergibt das Vorliegen einer Schädigung bei mehr als der Hälfte der Zellen: Überimpft man aus diesen Zonen in flüssige Medien, unterbleiben Wachstum und Reproduktion.

Unter bestimmten Bedingungen hängt die Wirksamkeit von Antimycetica nicht nur von der eigentlichen antimikrobiellen Aktivität (z. B. den minimalen Hemmkonzentrationen gegen bestimmten Myzeten) ab, sondern wird auch von der Zahl der vorliegenden Keime beeinflußt *(Keimmengenempfindlichkeit)*. Die Keimmengenempfindlichkeit der Polyenantibiotica erwies sich als geringer als z. B. die Keimmengenempfindlichkeit von Griseofulvin [160]. Vergleiche von Clotrimazol und Miconazol mit Amphotericin B ergaben hinsichtlich der Keimmengenempfindlichkeit eine höhere Wirksamkeit des Polyenantibioticums [180].

Französische Autoren [11, 69] verglichen Econazolnitrat mit sieben anderen dermatologisch verwendeten Antimikrobica (Antimycetica) im Agardiffusionstest. Die Untersuchungen erfolgten an 55 verschiedenen pathogenen Pilzen. Beurteilt wurden die Durchmesser der Hemmhöfe. Wie in Tabelle 8 zusammengestellt, erweist sich hier Econazol als allen anderen Antimycetica überlegen, auch den beiden mitgeprüften Imidazolderivaten Miconazol und Clotrimazol.

Bei Beurteilung der Ergebnisse von Agardiffusionstesten ist zu berücksichtigen, daß hier nicht nur die antimikrobielle Aktivität beurteilt wird. Das Ergebnis des Tests, also die Größe der Hemmhofdurchmesser hängt auch von den Reaktionsbedingungen, der Diffu-

Tabelle 8. Agardiffusionsteste mit Econazolnitrat und anderen Antimycetica. 20 µg Testsubstanz wurden jeweils eingesetzt. Die Ablesung der Hemmhofdurchmesser erfolgte bei den Hefen nach 48 Std, bei den Hyphomyceten nach 7–14 Tagen (nach [12, 69])

Species	Zahl der Stamme	Durchmesser der Hemmzonen in mm							
		E	M	C	G	T	N	A	NA
Trichophyton rubrum	10	50–52	30–32	26–32	18–22	10–14			10–14
Epidermophyton floccosum	10	48–52	32–36	20–22	0	0			32–36
Microsporum canis	10	40–46	30–34	30–36	22–26	4–8			8–12
Trichophyton mentagrophytes	10	30–32	16–18	20–22	10–12	8–12			6–8
Candida albicans	10	20–24	18–20	12–16			22–26	8–12	12–16
Aspergillus niger	2	30–32	14–16	10–14	0	0			20–24
Madurella grisea	1	30	14	0		0			14
Phialophora pedrosoi	1	30		12		0			20
Cladosporium carrioni	1	32		6	0	0			28

E = Econazolnitrat, M = Miconazolnitrat, C = Clotrimazol, G = Griseofulvin, T = Tolnaftat, N = Nystatin, A = Amphotericin B, NA = Natamycin

sionsgeschwindigkeit der Testsubstanz, der Wasserlöslichkeit und der Wachstumsgeschwindigkeit des Testkeims ab [219]. Auf der anderen Seite kommen derartige Effekte auch bei antimikrobiellen Wirkungen in vivo, also bei therapeutischem Einsatz zum Tragen.

In Abb. 11 sind die Dosis-Wirkungs-Kurven von Econazolnitrat, Haloprogin und Chlorquinaldol an Candida albicans in Ruhephase wiedergegeben; als Maß für die Wirkung diente die Hemmung des Sauerstoffverbrauchs [164]. In Konzentrationen bis 25 µg/ml wirkt Econazolnitrat schwächer als Haloprogin, in höheren Konzentrationen ist es dem Haloprogin überlegen. Bei einer Versuchsdauer von 120 min hört in Anwesenheit von Econazolnitrat in Konzentrationen ab 100 µg/ml der Sauerstoffverbrauch von Candida albicans praktisch auf. Chlorquinaldol erwies sich in diesen Serien als dem Econazolnitrat unterlegen.

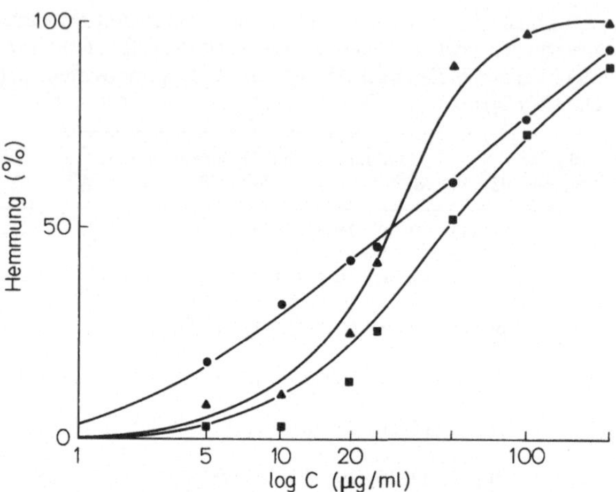

Abb. 11. *Dosis-Wirkungs-Kurven von Econazolnitrat* (▲——▲), *Halopro-gin* (●——●) *und Chlorquinaldol* (■——■) *auf Candida albicans in Ruhe.*
Angaben in % Hemmung der Sauerstoffaufnahme (Medium: Ringer-Glucose mit 3,3% Dimethylformamid; Versuchsdauer 120 min; absoluter O_2-Verbrauch in den Kontrollen 184 ± 23 μl). Keimeinsaat 2×10^6 Zellen pro Kölbchen (aus [164])

Weiter wurden im Warburg-Versuch von einigen dermatologisch wichtigen Antimycetica die Konzentrationen bestimmt, die eine Abnahme des Sauerstoffverbrauchs ruhender Candida albicans (isoliert von einer dermatologischen Läsion) auf 50% des Kontrollwertes (Lösungsmittel) bewirken. Die Ergebnisse sind in Abb. 12 graphisch dargestellt; am stärksten wirksam zeigte sich Dodecyl-di-(β-hydroxyäthyl)-benzyl-ammoniumchlorid, ein oberflächenaktives Desinfiziens aus der Gruppe der quarternären Ammoniumbasen. An nächster Stelle folgte bereits Econazolnitrat. Von Haloprogin und Chlorquinaldol waren zur Erreichung einer 50%igen Hemmung des Sauerstoffverbrauchs höhere Konzentrationen erforderlich.
Die hier angeführten vergleichenden Untersuchungen erlauben die Feststellung, daß Econazol zu den am stärksten wirksamen Antimycetica gehört. Das bessere Abschneiden von Econazolnitrat in den Diffusionstesten muß nicht unbedingt auf eine im Vergleich zu den chemisch ähnlich aufgebauten Substanzen Miconazol und Clotrima-

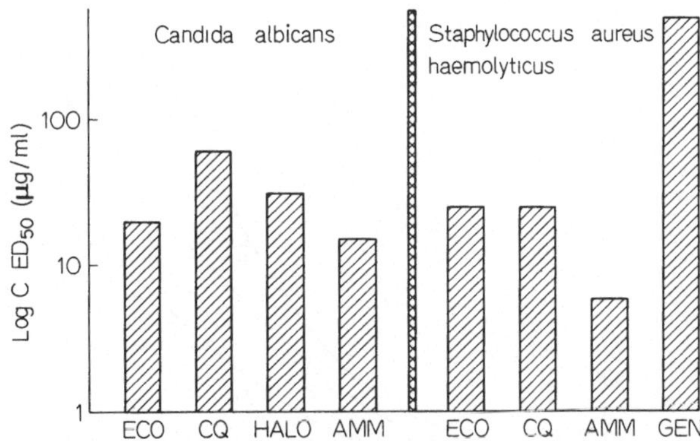

Abb. 12. *Vergleich der Konzentrationen verschiedener Antimikrobica,* die im Warburg-Versuch an ruhenden Keimen zu einer 50%igen Abnahme des Sauerstoffverbrauchs führen. (Versuchsdauer 90 min, Medium: Ringer-Glucose mit 3,3% Dimethylformamid; Kontrollwerte bei Candida albicans 184 ± 23 µ O_2/90 min, bei Staphylococcus aureus haemolyticus 111 ± 12 µ O_2/120 min) (aus [164]). AMM = Dodecyl-di-(β-hydroxyäthyl)-benzylammoniumchlorid, GEN = Gentamicin, CQ = Chorquinaldol, HALO = Haloprogin, ECO = Econazolnitrat

zol stärkere antimikrobielle Aktivität im eigentlichen Sinn des Wortes zurückgehen. Günstigere physikalische Eigenschaften tragen sicherlich zu den besseren Testergebnissen bei. Aber auch beim therapeutischen Einsatz sind physikalische Faktoren (rasche Diffusion, gute Löslichkeit) von Bedeutung. Insofern kommt den Ergebnissen der Agardiffusionsteste große praktische Relevanz zu.

Antibakterielle Aktivität. Schon in den ersten Untersuchungsserien über die antimikrobielle Effekte des Econazols ergab sich beim Vergleich mit Benzylpenicillin, daß die beiden Antimikrobica gegen grampositive Bakterien etwa gleich stark baktericid und bakteriostatisch wirksam sind (Tabelle 6). An gramnegativen Bakterien läßt sich z. T. eine Wirksamkeit von Penicillin nachweisen, Econazol hingegen zeigt keinerlei Aktivität. Die Hemmwerte von Econazol gegen Staphylokokken und Streptokokken liegen niedriger als die von Clotrimazol [149, 221]. Im Agarplattendiffusionstest bewirkt Econazolnitrat an Staphylokokken größere Hemmhöfe als Clotrimazol und auch etwas größere Hemmhöfe als Miconazolnitrat [11]. Für die Interpre-

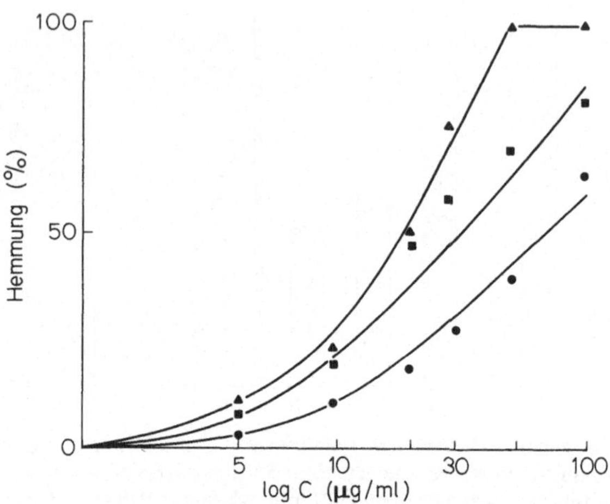

Abb. 13. *Dosis-Wirkungs-Kurven von Econazolnitrat* (▲——▲), *Haloprogin* (●——●) *und Chlorquinaldol* (■——■) *auf ruhende Staphylokokken* (Staphylococcus aureus haemolyticus). Angaben in % Hemmung der Sauerstoffaufnahme im Vergleich zu den Kontrollen (Medium: Ringer-Glucose mit 3,3% Dimethylformamid; Versuchsdauer 120 min; Sauerstoffverbrauch in den Kontrollen 111 ± 12 μl). Keimeinsaat 10^7 Zellen pro Kölbchen (aus [164])

tation dieser Ergebnisse des Agarplattendiffusionstests gilt das gleiche wie auf S. 40 und 43 ausgeführt.

In Abb. 13 sind die Dosis-Wirkungs-Kurven von Econazolnitrat, Haloprogin und Chlorquinaldol auf den Sauerstoffverbrauch von Staphylococcus aureus haemolyticus wiedergegeben; als Maß für die antibakterielle Aktivität diente die Verminderung des Sauerstoffverbrauchs im Vergleich zur Kontrolle (Lösungsmittel). Die geprüften Konzentrationen betrugen 1–100 μg/ml. Im Konzentrationsbereich 5–100 μg/ml erwies sich Econazol als stärker wirksam als die beiden anderen Antimikrobica. Bis zu einer Konzentration von 25 μg/ml lag die Aktivität von Chlorquinaldol nur gering unter der Aktivität von Econazolnitrat. Haloprogin zeigte eine wesentlich geringere antibakterielle Wirkung als Econazolnitrat und Chlorquinaldol. Die abgebildeten Kurven beziehen sich auf einen Versuchszeitraum von 120 min; es sei hier noch ergänzt, daß der Wirkungseintritt von Econazolnitrat binnen 15 min nach Versuchsbeginn nachweisbar war. Beim

Haloprogin wurde der antibakterielle Effekt erst nach 30 min deutlich. Auch beim Chlorquinaldol setzte die Hemmwirkung auf den Sauerstoffverbrauch der Staphylokokken später ein als bei Econazolnitrat.

Weiter wurde nun wieder im Warburg-Versuch diejenige Konzentration einiger dermatologisch wichtiger antibakteriell wirksamer Stoffe bestimmt, die eine 50%ige Hemmung des Sauerstoffverbrauchs im Vergleich zur Kontrolle (Lösungsmittel) bedingen. Die stärkste Wirkung zeigte wie bei Candida albicans (s. S. 43) die quarternäre Ammoniumbase (Abb. 12). Econazolnitrat und Chlorquinaldol waren praktisch gleich stark wirksam (notwendige Konzentration zur 50%igen Hemmung um 25 µg/ml). Von Haloprogin waren fast viermal höhere Konzentrationen notwendig. Noch höhere Konzentrationen benötigte man von den Antibiotica: Beim Gentamicin waren es 500 µg/ml, beim Natriumfusidat sogar 2000 µg/ml. Beim Neomycin ließ sich an Staphylococcus aureus haemolyticus eine Hemmwirkung auf den Sauerstoffverbrauch unter Ruhebedingungen nicht nachweisen; bei proliferierenden Staphylokokken waren jedoch bereits Konzentrationen von 0,5 µg/ml hochaktiv. Über die Problematik des Nachweises der Econazolwirkung auf proliferierende Bakterien wurde schon in Abschn. 3.4.2 gesprochen. Ein Vergleich mit Neomycin ist also im Warburg-Versuch nicht möglich.

Den Ergebnissen der hier angeführten Versuche nach besitzt Econazol eine gute Wirkung gegen grampositive Bakterien. Die antibakterielle Wirkung von Econazolnitrat ist stärker als die des Miconazolnitrats und auch stärker als die antibakterielle Wirkung von Clotrimazol, zumindest was die Ergebnisse der Agardiffusionsteste betrifft. [12, 69] Dies läßt auch bei klinischem Einsatz eine stärkere antibakterielle Wirkung erwarten.

Die Ergebnisse der Warburg-Versuche weisen darauf hin, daß Econazolnitrat den anderen dermatologisch angewendeten Breitspektrumantimikrobica in seinen antibakteriellen Effekten zumindest gleichwertig ist, was die grampositiven Keime betrifft. Da es aber gerade die grampositiven Bakterien sind, die auf entzündlichen Hautläsionen und insbesondere auf oberflächlichen Dermatophytosen (Tinea) und Candidosen Sekundärinfektionen verursachen, erhöht die Aktivität der Imidazole gegen grampositive Bakterien ihren Wert in der Mykosebehandlung ganz beträchtlich (s. Kap. 9).

3.4.4 Aktivität gegen Protozoen (Trichomonaden)

Aus der Familie der Imidazolderivate leiten sich alle für eine systemische Behandlung zur Verfügung stehenden Trichomonadenmittel ab (Metronidazol, Tinidazol, s. Tabelle 1 und Abb. 3). Es war deshalb naheliegend, auch Clotrimazol, Miconazol und Econazol auf eine Trichomonadenwirksamkeit zu prüfen. Besonders für die Behandlung der Vaginitis (Kolpitis) ist eine gleichzeitige Aktivität gegen Candida albicans, bzw. andere Hefen und Trichomonaden (Trichomonas vaginalis) von großer Bedeutung.

Die minimalen Hemmkonzentrationen von Econazolnitrat gegen Trichomonas vaginalis liegen zwischen 62,5 und 125 µg/ml. Im gleichen Testansatz mitgeprüftes Metronidazol (positive Referenzsubstanz) ergab eine minimale Hemmkonzentration von 15,6 µg/ml.

Direkte Vergleiche von Econazol mit den trichomonaciden Konzentrationen von Polyenantibiotica, die im Gegensatz zu Metronidazol allerdings nur lokal eingesetzt werden können, fehlen. Die Hemmkonzentrationen der Polyenantibiotica auf Trichomonaden liegen zwischen 0,1 µg/ml (Hamycin) und 40 µg/ml (Natamycin), wobei hier immer die Einwirkungsdauer berücksichtigt werden muß.

Bei systemischer Anwendung können mit Econazol keine trichomonaciden Konzentrationen in den Geweben erreicht werden. Bei Lokalbehandlung hingegen ließen sich Trichomonadeninfektionen wirksam bekämpfen.

Die klinischen Erfolge der Anwendung von Clotrimazol und Miconazol bei Trichomonadeninfektionen liegen zwischen 50 und 75% der Fälle, wobei meist eine Behandlung von nur 1 Woche erfolgte; frische Infektionen sprechen besser an als lange bestehende Infektionen [22, 101, 193]. Über den Einsatz von Econazol zur Behandlung von Trichomonadeninfektionen liegen keine kontrollierten klinischen Studien vor. Es ist anzunehmen, daß die Erfolgsraten etwa den des Clotrimazols (50% Erfolge; [101, 193]) und des Miconazols (12 Heilungen unter 16 Patientinnen; [22]) entsprechen.

4 Allgemeine Mikrobiologie der Imidazolderivate zur lokalen Anwendung

4.1 Vorbemerkungen

Clotrimazol, Miconazol und Econazol weisen ein breites antimycetisches Wirkspektrum auf und hemmen das Wachstum von Dermatophyten, Hefen und Schimmelpilzen; somit sind sie zum Einsatz bei allen Mykosen (= mycetischen Infektionen) von Haut und Schleimhaut geeignet (Breitspektrumantimycetica).

Darüber hinaus konnte von Clotrimazol, Miconazol und Econazol auch eine klinisch relevante Aktivität gegen grampositive Bakterien nachgewiesen werden, wodurch für die genannten Substanzen die Einordnung in die Gruppe der Breitspektrumantimikrobica gerechtfertigt ist. An Körperoberflächen spielen grampositive Bakterien eine große Rolle, auch als Begleitkeime oder sekundär infizierende Organismen bei Mykosen — sowohl bei Dermatophytosen [95], als auch bei Candidosen [132] —, was die Imidazolderivate zur Mykosebehandlung besonders geeignet macht.

Zwischen Miconazol und Econazol läßt sich hinsichtlich des antimikrobiellen Spektrums kein *prinzipieller* Unterschied feststellen [221, 223]; die *quantitativen* Unterschiede wurden in Abschn. 3.4.3. besprochen. Hinsichtlich des Zustandekommens der antimikrobiellen Wirkung sind keine Unterschiede anzunehmen. Auch die Wirkung von Clotrimazol dürfte auf gleichen Effekten beruhen.

Das breite Spektrum von Clotrimazol, Miconazol und Econazol läßt vermuten, daß eine *spezifische* Interaktion mit Baustoffen oder Stoffwechselwegen von Mikroben fehlt. Eine eher unspezifische, generell vielleicht als „cytotoxisch" zu bezeichnende Wirkweise könnte aber auch zu Schädigungen tierischer Zellen (also des Wirtsorganismus bei Infektionen) führen; von „spezifischen" Antibioticaeffekten ist dies viel weniger zu erwarten. Deshalb — und dies sei an dieser Stelle vorweggenommen — war die gute Verträglichkeit der Imidazolderivate überraschend.

4.2 Wirkungsweise

4.2.1 Morphologische Befunde

Die antimikrobielle Wirkung der Imidazolderivate Clotrimazol, Miconazol und Econazol zeigt sich als Membranschädigung bei Pilzen und Bakterien (Abb. 7 und 8). Diese Schädigung betrifft die cellulären, aber auch die subcellulären Membranen.

Die Zellwand von *Trichophyton rubrum* weist nach einer *13stündigen Einwirkung* von Econazol (0,05 µg/ml $= 1,1 \times 10^{-7}$ Mol/l) eine verminderte Elektronendichte auf; die Mitochondrien lassen strukturelle Umwandlungen erkennen: Ihre Gestalt nimmt Kugelform an, die Stäbchenform verschwindet, die Cristae mitochondriales weisen blasige Strukturen und schließlich lytischen Zerfall auf. Dieser Befund läßt sich mit der Annahme einer Auflösung sämtlicher Innenmembranen der Mitochondrien erklären. — Nach weiteren 13 Std verwischen sich die Kernstrukturen. Eine Differenzierung in Chromatin, Matrix und Nucleolus wird unmöglich.

Die 26stündige Einwirkung von Econazol in einer Konzentration von 0,1 µg/ml ($= 2,2 \times 10^{-7}$ Mol/l) führt zu irreversiblen Schäden an den Zellorganellen von Trichophyton rubrum; es erfolgt ein Abbau der Ribosomen und Mitochondrien, die Zellkerne zerfallen und das Plasmalemm löst sich von der Zellwand ab. Im Zellwandbereich und im Spalt zwischen Zellwand und plasmatischer Membran treten Bläschen auf.

Je höher die Konzentrationen an Econazol, umso rascher treten die geschilderten Veränderungen ein. Eine Besonderheit ist der Befund der erhöhten Elektronendichte der Zellwand nach Einwirkung von Econazol in Konzentrationen zwischen 25 und 75 µg/ml; man nimmt an, daß derartig hohe Konzentrationen zu einer Diffusion osmiophiler Abbauprodukte von subcellulären Membranstrukturen nach außen führen. Diese osmiophilen Substanzen (Lipide) lagern sich nun in der Zellwand ab. (Vgl. die Darstellungen in Abb. 14 und 15 nach PREUSSER.)

Die beobachteten Veränderungen führen zur Annahme folgenden Wirkmechanismus von Econazol auf Dermatophyten:

- Econazol erhöht die Permeabilität der Pilzzelle.
- Econazol dringt in das Cytoplasma ein.
- Econazol schädigt sämtliche Membranstrukturen im Cytoplasma.
- Die entstehenden Degenerations- (Abbau-)produkte werden entweder in Form von Bläschen abgeschnürt oder sammeln sich in extrazellulären Bereichen.
- Lipidsubstanzen diffundieren nach außen und lagern sich in der Zellwand ab [152].

Prinzipiell gleichartige morphologische Veränderungen wie an Fadenpilzen lösen Econazol und andere Imidazolderivate auch bei Einwirkung auf Hefen aus. So kommt es unter dem Einfluß von Miconazol [40] oder Clotrimazol [85, 86] bei *Candida albicans* zu einer Segregation cytoplasmatischer Anteile; dies wurde als Zeichen einer Entgiftung oder als Folge einer gesteigerten Plasmalemmsynthese nach Schädigung interpretiert. Niedrige Konzentration verursachen in erster Linie eine Proliferation von Strukturen an der Zellperipherie, eine Zunahme der Zahl von Peroxisomen und eine Vergrößerung des Zellvolumens [41, 226]. Diese Veränderungen sind entweder als Zeichen der Permeabilitätsstörung [86, 203, 226] zu werten oder als Folge der Gewöhnung der Hefezelle an die Verlangsamung des Stoffwechsels anzusehen. Für letztgenannte Annahme spricht die Anhäufung von Membranteilchen zwischen Zellwand und Plasmalemm und das Liegenbleiben von Substanzen im Cytoplasma. Möglicherweise ist aber die Proliferation im Membranbereich nur als Teilsymptom einer unspezifischen Abwehrreaktion zu verstehen.
Nach 12stündiger Exposition gegen 10 µg Econazol/ml ($= 2,2 \times 10^{-5}$ Mol/l) entstehen im Cytoplasma von Candida albicans durch Auflösung normaler Konstituenten 50 nm große Hohlräume. Die Zellwände weisen Dichteunterschiede auf, die allerdings nur mittels besonderer Technik darstellbar sind [154]. Die Veränderungen, bzw. die Zerstörung der Mitochondrien und die Anhäufung von Lipiden ähnelt den bei Dermatophyten durch Econazol ausgelösten Störungen (Abb. 16–19; nach PREUSSER).
Demnach führt also Econazol auch bei Hefen zu einer Störung der Zellpermeabilität und zu Veränderungen von intraplasmatischen

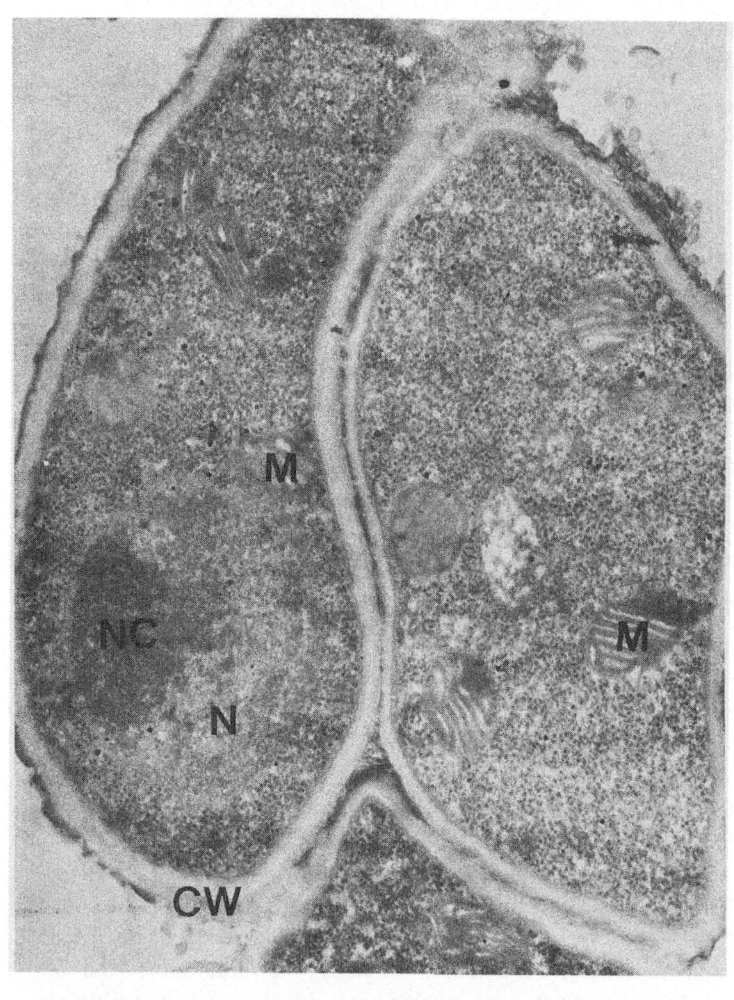

Abb. 14. *Trichophyton rubrum.* Ultradünnschnitt durch unbehandelte Zellen.
N = Zellkern, NC = Nucleolus, CW = Zellwand, M = Mitochondrien
(26000 ×)

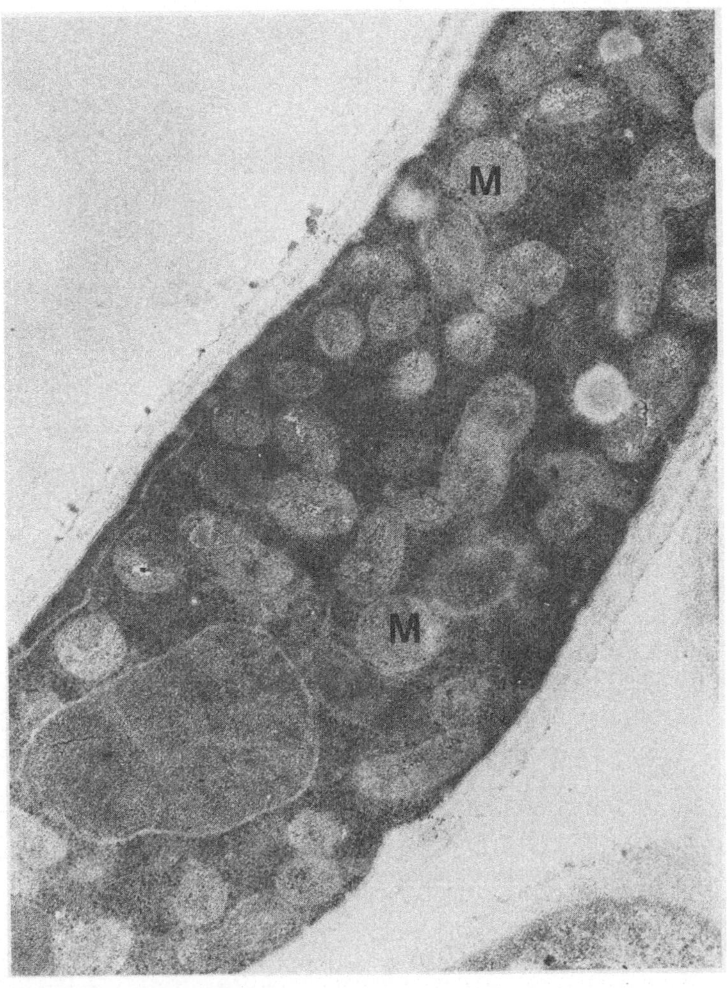

Abb. 15. *Trichophyton rubrum*. Nach 26stündiger Einwirkung von Econazol in einer Konzentration von 0,05 µg/ml nehmen Zahl und Volumen der Mitochondrien (M) erheblich zu. Die Cristae mitochondriales finden sich meist lysiert (27 000 ×)

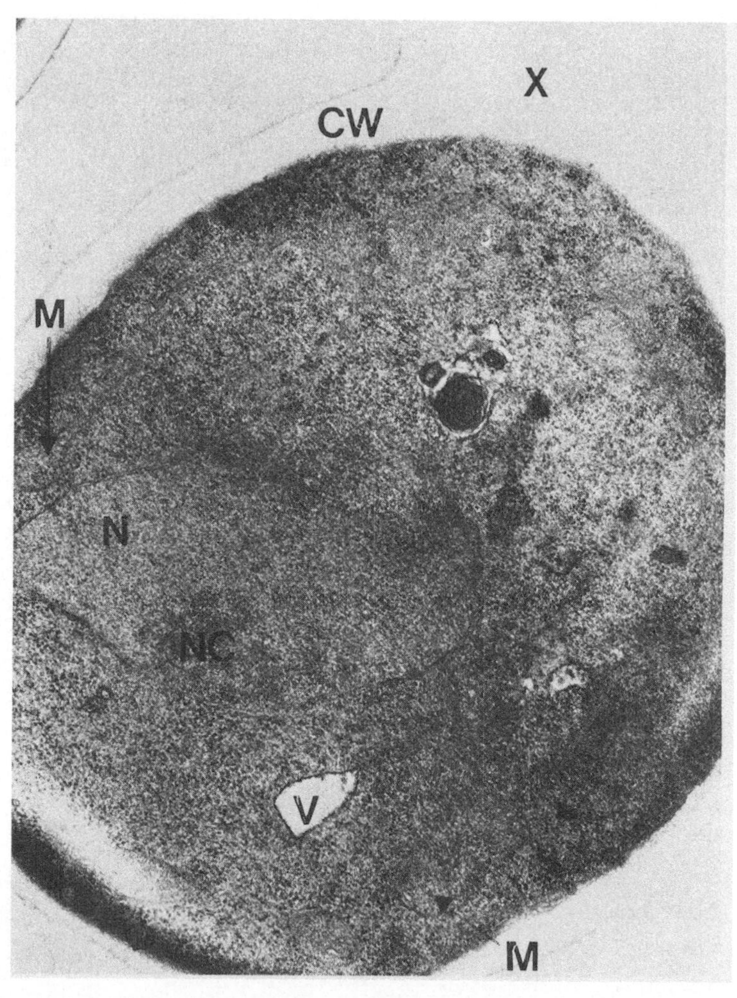

Abb. 16. *Candida albicans*. Ultradünnschnitt durch eine unbehandelte Zelle. N = Zellkern, NC = Nucleolus, V = Vakuole, M = Mitochondrien. CW = Zellwand mit „Narbe (X)" nach erfolgter Blastosporenbildung (25 000 ×)

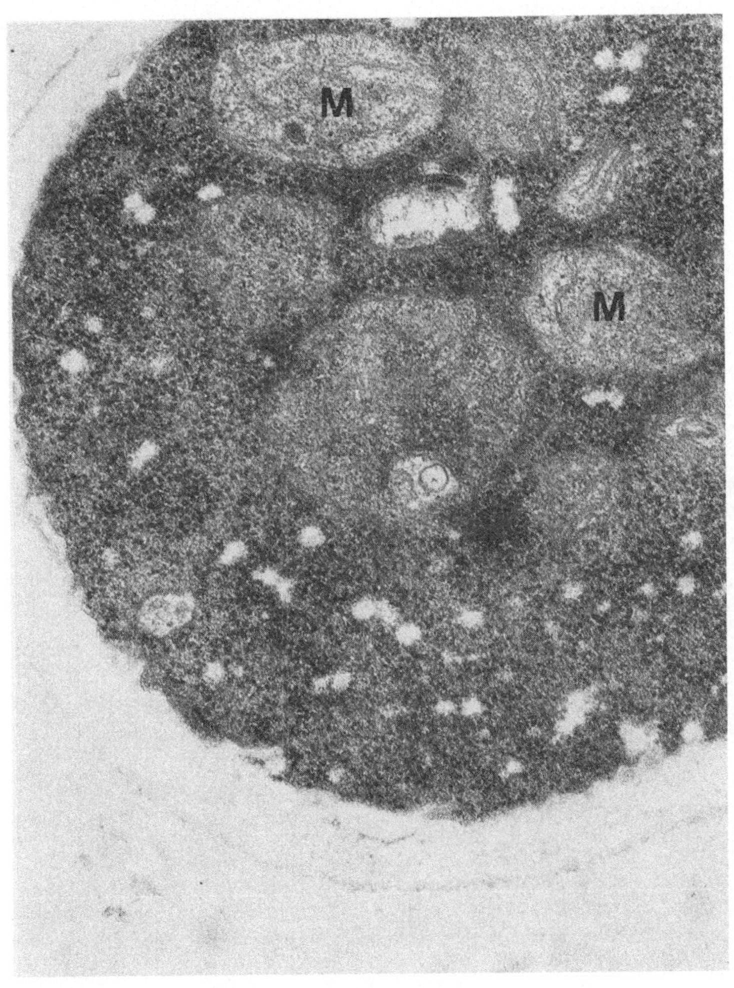

Abb. 17. *Candida albicans*. Eine 12stündige Einwirkung von Econazol (10 µg/ml) führte zu einer Zunahme der Zahl und des Volumens der Mitochondrien (M). Lytische Prozesse bedingen lokal begrenzte elektronentransparente Bereiche im Cytoplasma (43 000 ×)

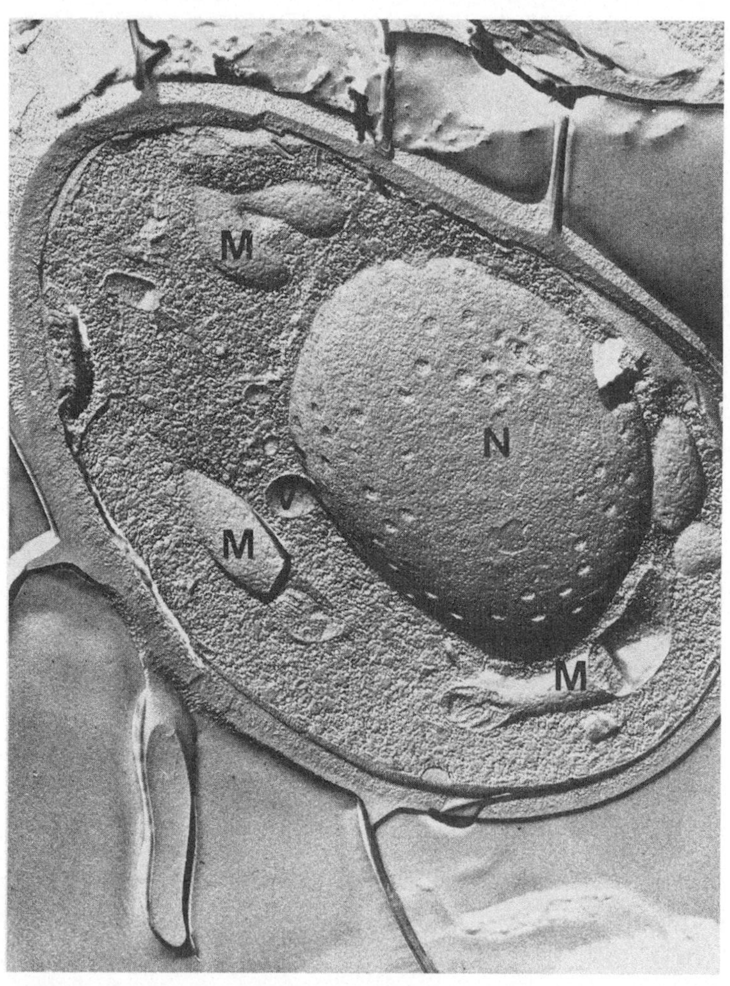

Abb. 18. *Gefrierätzpräparat von Candida albicans* (unbehandelt, unfixiert).
Der Querbruch durch den Protoplasten zeigt das ribosomenreiche, deshalb
grob granulär strukturierte Cytoplasma mit eingelagerten Mitochondrien
(M), Vacuolen (V) und den Zellkern (N), in dessen Membran die Kernporen
deutlich sichtbar sind (17 500 ×)

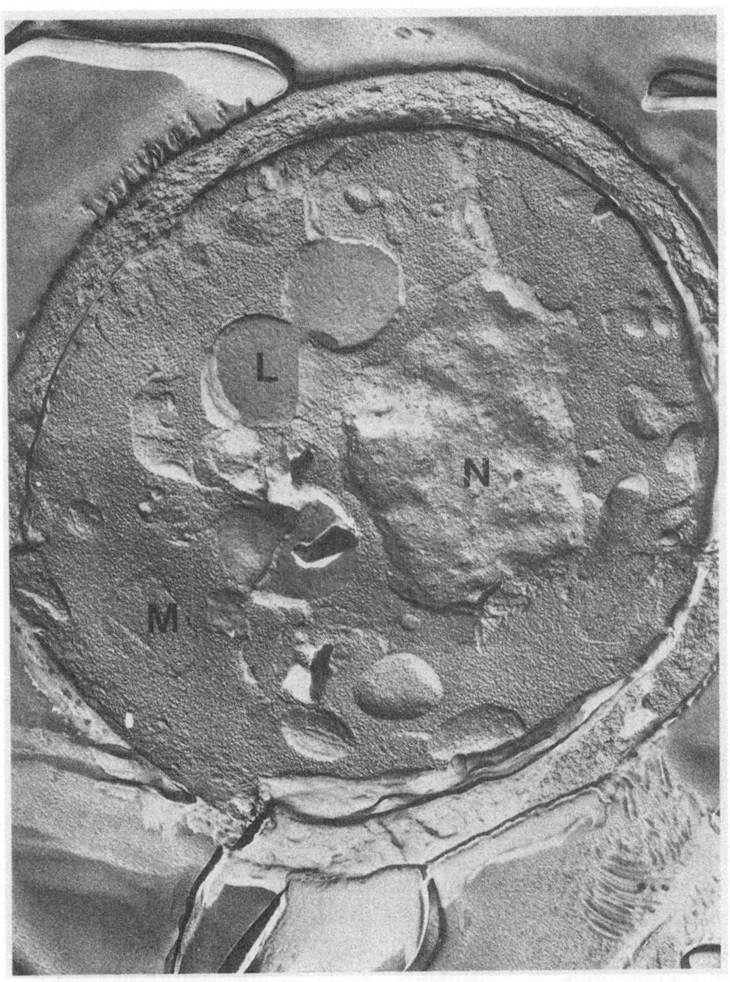

Abb. 19. *Gefrierätzpräparat von Candida albicans* nach 24stündiger Einwirkung von Econazol (10 µg/ml). Die Ribosomen sind aufgelöst, so daß das Cytoplasma eine feingranuläre Struktur angenommen hat. Störungen des Zellstoffwechsels bedingen Lipidablagerungen (L). Der Zellkern (N) und das Innere der Mitochondrien (M) sind weitgehend zerstört (17 500 ×)

Membranen. Dies blockiert den Ribonukleinsäure-, Protein- und Lipidstoffwechsel [153].

Ähnliche Veränderungen wie in der Kultur in vitro lösen die Imidazolderivate an infizierenden Myzeten auch bei therapeutischer Anwendung (Tier oder Mensch) aus [229, 230]. Hier liegen schon Befunde über morphologische Veränderungen von Schimmelpilzen vor: Bei der Nierenaspergillose der Maus (Infektion mit Aspergillus fumigatus) zeigt nach Beginn einer systemischen Verabreichung von Clotrimazol die Pilzzellmembran einen gewellten Verlauf; in der Zellwand treten elektronendichte und osmiophile Strukturen auf und es kommt zu Kernveränderungen [228]. Dies entspricht weitgehend den oben geschilderten Veränderungen an Trichophyton rubrum und Candida albicans unter Econazoleinwirkung in vitro.

Über morphologische Veränderungen an Bakterien unter der Einwirkung von Econazol oder anderen Imidazolderivaten liegen bisher keine Untersuchungen vor.

4.2.2 Biochemische Effekte

Schon die ersten Untersuchungsserien über biochemische Veränderungen an Myceten unter der Einwirkung von Imidazolderivaten ergaben das Auftreten einer massiven Permeabilitätsstörung an der Zellmembran; Kaliumionen, Natriumionen und niedermolekulare Phosphate treten aus der Zelle aus; der schließlich einsetzenden Auflösung der Zelle geht ein Proteinverlust voran [85, 86, 225, 242]. Auch Enzyme treten schon wenige Minuten nach Beginn der Exposition gegen Econazol aus der Zelle aus [242]. Die beobachtete massive Störung der *Transportmechanismen* führte zur Aufstellung der Hypothese, daß Clotrimazol, Miconazol und Econazol an ungesättigte Fettsäuren der Lecithinmoleküle in der cytoplasmatischen Membran gebunden werden [239]. Eine Reaktion mit Phospholipiden könnte zweifellos eine derartige massive Störung der Transportmechanismen bewirken. Die Untersuchung des Verhaltens verschiedener wichtiger *Enzymaktivitäten* der Pilzzellen unter Einwirkung von Imidazolderivaten führte zur Aufstellung der *Peroxidvergiftungs-Hypothese:* Es konnte eine Hemmung der Cytochrom C-Peroxidase und eine Aktivierung der Katalase durch Imidazolderivate in

56

fungistatisch wirksamen Konzentrationen festgestellt werden; fungicide Konzentrationen bedingen eine vollständige Hemmung der Cytochrom C-Peroxidase und der Katalase. Die NADH-Oxidase weist aber noch immer eine hohe Aktivität auf, so daß weiter Peroxide produziert werden. Möglicherweise verursachen diese Peroxide die massive Schädigung, die schließlich zum Zelltod führt [40].

In ganz geringen, gerade noch wachstumshemmenden Konzentrationen stört Econazol den Einbau von Adenin, Guanin und Hypoxanthin in Makromoleküle, was in guter Übereinstimmung mit der ersten Hypothese der Benzimidazolwirkung (s. Abschn. 2.5.1) steht. In niedriger Konzentration (0,01 µg/ml; 2×10^{-8} Mol/l) beeinträchtigt Econazol die Aufnahme von Glucose, Leucin und Glycin bei Candida albicans nicht. Im Hinblick auf die Störung des Purineinbaus ist die Wirkung von Econazol (und anderen Benzimidazolen) von der Wirkung des Actinomycin D abzugrenzen: Actinomycin D hemmt ausschließlich den *Einbau* von Purinen in Ribonucleinsäuren ohne die intrazelluläre *Aufnahme* zu stören. Econazol hemmt den Durchtritt von Purinen durch die Zellmembran.

Die Permeation der Hefezellen wird durch Econazol in beiden Richtungen gestört; dies konnte am Enzym Maltase (Austritt aus der Zelle) und an einem chromogenen Substrat für die intracelluläre Maltaseaktivität (Eindringen des Substrats in die Zelle und dadurch bedingte Anfärbung der Zelle) gezeigt werden [242].

Econazol führt zwar zu einer starken Hemmung der Atmung [89, 90, 166], aber nur zu einer geringen Beeinträchtigung der Glykolyse. Zum Beispiel verursachte Econazol (50 µg/ml) in einer Versuchsserie ein völliges Sistieren der Atmung, aber nur eine 25%ige Hemmung der Glykolyse (Gärung); geringere Konzentrationen (10 oder 20 µg/ml) nahmen nur einen geringeren Einfluß auf die Atmung, verstärkten jedoch die Glykolyse.

Dies wurde als Entkopplung der oxidativen Phosphorylierung gedeutet. Durch Miconazol ist dieser Effekt interessanterweise nicht auslösbar [89].

Die Atmung der Hefezellen — wie jede Zellatmung — beruht auf den Wirkungen der Atmungskettenenzyme. Diese Enzyme liegen dicht aneinander gepackt in der inneren Mitochondrienmembran. Störungen dieser Membran sind mit einer Atmungshemmung verbunden. Econazol und Miconazol bewirken eine Schädigung der inneren Mitochondrienmembran; dieser Effekt soll beim Clotrimazol fehlen [89, 90]. Die Enzyme der Glykolyse sind im Gegensatz zu den Enzymen der Atmungskette nicht an Membranstrukturen gebunden. Nun ist leicht erklärlich, warum Econazol eine starke Hemmung der Atmung bewirkt, die Glykolyse aber nur gering beeinflußt. Die geringe Hemmung der Glykolyse dürfte auf einem Verlust wichtiger Metabolite aus der Zelle beruhen.

Die Hemmung der Atmung durch Econazol erwies sich als pH-abhängig. Die stärkste Aktivität fand sich bei pH 6,85, also bei annähernd neutralem pH. Verschiebungen des pH-Wertes zur sauren oder alkalischen Seite erforderten höhere Econazolkonzentrationen für einen gleichen antimikrobiellen Effekt. Bei pH 4,35 z. B. müssen 10mal höhere Konzentrationen eingesetzt werden [89, 90]. Die Aktivitätsverminderung von Econazol in stärker basischem Milieu dürfte mit der schlechteren Löslichkeit zusammenhängen; die Aktivitätsverminderung in saurem pH geht auf eine Protonierung des Imidazolkernes zurück (Lit. bei [90]). Die Fungitoxizität von Imidazolderivaten hängt in erster Linie von den Substituenten am Iminostickstoff ab. Die höchste Aktivität ergibt sich, wenn das substituierende Atom Tetraederstruktur aufweist, was eine Elektronenaffinität bedingt. Bei saurem pH kommt es hier aber zur Protonenanlagerung; damit verbunden ist eine Verringerung der antimikrobiellen Aktivität.

4.2.3 Angriffspunkte an der Zelle

Den bisher vorliegenden Untersuchungsergebnissen nach greifen Clotrimazol, Miconazol und Econazol an Bausteinen wichtiger Membransysteme an. Hierdurch kommt es zur Schädigung der plasmatischen Membran sowie der subzellulären Membranen. Die daraus resultierenden Veränderungen führen zum Zelltod.

Im Gegensatz zu den Polyenantibiotica greifen die Imidazolderivate nicht an Sterolkörpern der Zellwand an (Ergosterol, Cholesterol). Im übrigen enthalten die Zellwände von Bakterien (grampositiven Kokken) weder Ergosterol noch Cholesterol, so daß derartige Bausteine als Reaktionspartner für Clotrimazol, Miconazol und Econazol hier gar nicht zur Verfügung stünden.

In erster Linie ist an eine Reaktion zwischen den Imidazolderivaten und Phospholipiden zu denken. Welcher Art die Reaktion ist, kann noch nicht ausgesagt werden.

4.3 Resistenz und Toleranz

Bei zahlreichen, zur Zeit ihrer Einführung außerordentlich gut wirksamen Antimikrobica mußte die Erfahrung gemacht werden, daß die Effektivität mit steigender Anwendungsdauer immer geringer wurde. Das klassische Beispiel hierfür ist wohl die Penicillinbehandlung der Gonorrhoe: Anfangs genügten 150.000 E in einer einmaligen Injektion zur Heilung der Infektion. Heute müssen immer höhere und höhere Dosen verabreicht werden, die Empfindlichkeit der Gonokokken gegen Penicillin nimmt immer mehr und mehr ab. Zur Zeit liegen bereits β-lactamasebildende Gonokokkenstämme mit völlig fehlender Empfindlichkeit gegen Penicillin vor. Derartige Stämme wurden bereits in 12 Ländern entdeckt. Es ist nun nur noch eine Frage der Zeit, bis Penicillin bei Gonorrhoe überhaupt nicht mehr angewendet werden kann.

Nicht ganz so kraß liegen die Verhältnisse bei den Hautoberflächenkeimen. Aber auch hier ist die Resistenzquote so hoch, besonders in Spitälern („Hospitalismus" der Keime), daß die lokale Antibioticabehandlung immer seltener geübt wird. Wegen der Unsicherheit der tatsächlich einwirkenden Konzentrationen wird die Lokalbehandlung als besonders günstig für eine Resistenzzüchtung angesehen. Besonders fragwürdig ist die manchmal von Sozialversicherungsträgern verlangte Verdünnung von Salben und Cremes, die neben einem Glucocorticoid, bei dem die Verdünnung weniger bedenklich ist, noch ein Antibioticum enthalten.

Die abnehmende klinische Wirksamkeit eines Antimikrobicums läßt sich in vitro verifizieren: Die minimalen Hemmkonzentrationen steigen an, kenntlich bei Prüfungen großer Kollektive; „resistente" Mutanten treten auf. So ein Phänomen kann aber auf eine *Resistenz* oder auf eine *Toleranz* zurückgehen. Die Anzucht von Mikroben auf Nährböden mit langsam steigenden Konzentrationen an Antimikrobicum führt zur Ausbildung von Keimen mit erhöhter Resistenz;

unterschwellige Dosen bei klinischem Einsatz haben die gleiche Wirkung.

Die Nomenklatur von Resistenz und Toleranz ist nicht ganz einheitlich. Im allgemeinen versteht man unter *primärer* Resistenz das Phänomen, daß eine bestimmte Mikrobengruppe aus einem sonst gut empfindlichen Stamm erst auf vergleichsweise wesentlich höhere Konzentrationen des Antimikrobicums reagiert oder, bei vollständiger Resistenz, unbeeinflußbar bleibt. Ein vorheriger Kontakt (ein- oder mehrmaliger Kontakt) mit dem Antimikrobicum fand nicht statt. Unter *Resistenz* schlechthin versteht man die verringerte Empfindlichkeit als Folge vorangegangener Kontakte. In vitro lassen sich resistente Stämme durch Kultur auf antimikrobicahaltigen Nährböden züchten (steigende Konzentrationen in vielen Passagen). Resistenz ist genetisch fixiert. Im Gegensatz zur Resistenz steht die *Toleranz*. Auch „tolerante" Keime entwickeln sich bei Züchtung auf antimikrobicahaltigen Nährböden. Überimpft man aber die Keime wieder auf Nährböden ohne Antimikrobica, so stellt sich nach mehreren Passagen die ursprüngliche hohe Empfindlichkeit gegen das Antimikrobicum wieder ein. Es fand also keine genetische Fixierung statt. Aufgrund der zunehmenden Bedeutung des Resistenzproblems in der Medizin wird schon bei Einführung einer neuen Klasse von Antimikrobica danach geforscht, ob hier mit dem Auftreten von Resistenz oder Toleranz zu rechnen ist.

In experimentellen Untersuchungen an Dermatophyten (Trichophyton rubrum) und Hefen (Candida albicans) gelang es bisher in vitro nicht, gegen Econazol oder Clotrimazol resistente Pilze zu züchten. Es wurden bis zu 22 Nährbodenpassagen angesetzt. Bei Torulopsis glabrata konnte eine Toleranz erzielt werden, aber eine Resistenz ließ sich auch hier nicht nachweisen [89, 90]. – Den bisher vorliegenden *klinischen* Berichten nach wurde noch in keinem Fall eine primäre Resistenz gegen eines der Imidazolderivate entdeckt.

Somit läßt sich feststellen, daß heute weder mit Econazol noch mit Miconazol oder Clotrimazol hinsichtlich Resistenz oder Toleranz Probleme bestehen. Zahlreiche Untersuchungsergebnisse berechtigen zu der Hoffnung, daß solche auch in Hinkunft nicht auftreten werden. Eine Gewöhnung gegen toxische, wichtige Oberflächenstrukturen verändernde Effekte ist auch viel schwerer vorstellbar als Ausweichreaktionen des Stoffwechsels gegen antibiotische Effekte.

4.4 Wechselwirkungen mit anderen Verbindungen

4.4.1 Vorbemerkungen

In der lokalen Therapie werden Wirkstoffe nicht in reiner Form eingesetzt, sondern sie werden in verschiedene Trägerstoffe eingearbeitet (Salben, Cremes, Puder, Tinkturen, Lotionen usw.). Es ist nun wichtig festzustellen, ob Reaktionen zwischen dem Wirkstoff und den Trägerstoffen eintreten. Solche Reaktionen könnten die klinische Wirksamkeit stark beeinträchtigen. Entsprechende Prüfungen sind ein wesentlicher Bestandteil der Untersuchungen auf Bioverfügbarkeit.

Bei Anwendung auf der äußeren Haut muß noch eine andere Gruppe von Wechselwirkungen Berücksichtigung finden: Wechselwirkungen mit Substanzen der Hautoberfläche (Proteine, Lipide). Unter den Proteinen sind das Keratin und die bei stärkeren Entzündungen an der Hautoberfläche anzutreffenden Serumproteine anzuführen. An Lipiden sind in erster Linie die Lipide der Talgdrüsen zu berücksichtigen. Die möglichen Wechselwirkungen zwischen Imidazolderivaten und Lipiden verdienen deshalb besondere Beachtung, da diese Wirkstoffe mit Lipiden cellulärer und subcellulärer Membranen zu reagieren vermögen (s. Abschn. 4.2).

Als letztes erhebt sich die Frage, ob Econazol mit anderen Substanzen der Lokaltherapie zusammen eingesetzt werden kann. Auch dies muß zunächst in vitro geprüft werden.

4.4.2 Proteine

In Gegenwart von Serum konnten die meisten Untersucher keine signifikante Abschwächung der antimikrobiellen Wirkung von Econazol feststellen [89, 221]. Nur eine Untersuchergruppe fand eine Steigerung der minimalen Hemmkonzentration von Econazol (Base) gegen Candida albicans und grampositive Kokken in Anwesenheit von 10% Rinderserum [188].

Auch bei Clotrimazol und Miconazol wurde nur ganz vereinzelt eine Verringerung der Aktivität durch die Anwesenheit von Serum festgestellt. Die meisten Untersucher wiesen eine fehlende Proteinempfindlichkeit nach. Somit ist bei nässenden Hautveränderungen mit keiner signifikanten Abnahme der antimycetischen Aktivität extern angewendeter Imidazolderivate zu rechnen.

4.4.3 Lipide

Die Hautoberfläche ist von einem Lipidfilm überzogen; diese Lipide stammen zum überwiegenden Teil aus den Talgdrüsen und zum geringeren Teil aus den cellulären Differenzierungsprozessen. An den Ausführungsstellen der Talgdrüsen (Follikelöffnungen) stehen kleine Ölseen, deren Inhalt durch Reiben der Kleidung, der Hand usw. über die Hautoberfläche verteilt wird.

Eine Hemmung der Econazolwirkung durch Lipide könnte über zwei Mechanismen eintreten:
- Überziehen der Pilzzellwand mit einem gegen die Einwirkung von Econazol schützenden Lipidfilm oder
- direkte Reaktion zwischen Lipiden und Econazol unter Bildung antimikrobiell unwirksamer Produkte.

Die Zellwand der Mikroben besteht aus Polysacchariden und Lipiden; eine Anlagerung weiterer Lipide ist durchaus vorstellbar. Die Wirkung von Econazol dürfte — unter anderem — auf einer Reaktion mit Lipiden der plasmatischen Membran zurückgehen. Befinden sich die gleichen Lipide im Reaktionsmedium, könnte eine Inaktivierung eintreten.

Will man Untersuchungen anstellen, ob die Lipide der Hautoberfläche die Aktivität von Econazol zu hemmen vermögen, so müssen zunächst einmal die in Reaktion tretenden Quantitäten berechnet werden. Auf 1 cm^2 menschlicher Haut liegen maximal 0,3 mg Lipidsubstanzen vor [213]. Diese 0,3 mg setzen sich aus 0,012 mg Cholesterin und Cholesterinestern (4%), 0,180 mg Triglyceriden (60%) und 0,108 mg Wachsen und Squalen (36%) zusammen.

Externe Präparationen werden in dünner Schicht aufgetragen und z. T. eingerieben. Unter ungünstigsten Bedingungen ist anzunehmen, daß eine 0,1 mm dicke Schicht der Präparation tatsächlich in Kontakt mit der Hautoberfläche kommt. Eine 0,1 mm dicke Schicht entspricht einer Menge von 0,01 cm^3 Salbe oder Creme pro cm^2. Hierin ist bei 1%igen Präparationen (Clotrimazol, Econazolnitrat) 0,1 mg Wirkstoff enthalten.

Will man also den Bedingungen der klinischen Anwendung gerecht werden, muß man 0,1 mg Econazolnitrat und 0,3 mg Lipidgemisch als pro cm² Hautfläche in Reaktion tretende Mengen annehmen. Die Prüfung der Econazolwirkung muß demnach in Anwesenheit einer dreimal höheren Konzentration an Lipiden erfolgen.

Im Warburg-Versuch wurde nun an ruhenden Saccharomyces cerevisiae und Candida albicans geprüft, ob die Wirkung von Econazolnitrat durch die Anwesenheit eines „synthetischen Hautoberflächenfettes" (Gemisch von Cholesterin, Triglyceriden und Squalen im Verhältnis von 1 : 15 : 9) in dreifacher Konzentration beeinträchtigt wird. Econazolnitrat wurde in einer Konzentration von 40 µg/ml eingesetzt, das Lipidgemisch in einer Konzentration von 120 µg Li-

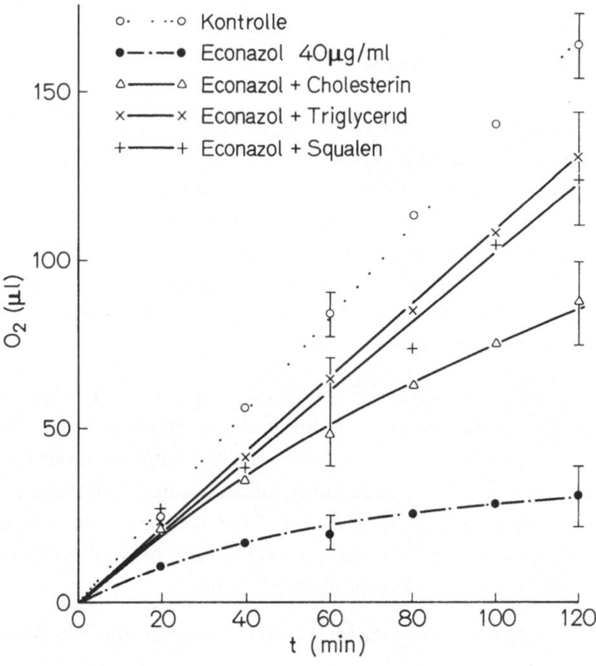

Abb. 20. *Sauerstoffverbrauch ruhender Saccharomyces cerevisiae* unter der Einwirkung von Econazolnitrat mit und ohne zehnfache Konzentration an Cholesterin, Triglyceriden oder Squalen. Medium: Ringer mit 3,3% Dimethylformamid. Substrat: Glucose. Lipidkonzentrationen: 400 µg/ml

pide/ml. Hierbei konnte keine Abschwächung der Econazolwirkung festgestellt werden. Das gleiche gilt für die Versuche mit natürlichem Hautfett. In weiteren Versuchen wurde nun an den gleichen Testkeimen geprüft, ob Lipide in *höheren* Konzentrationen die Econazolwirkung zu beeinträchtigen vermögen. Es wurde festgestellt, daß sowohl Cholesterin als auch Triglyceride sowie Squalen in Konzentrationen von 200 und 400 µg/ml die Aktivität von Econazolnitrat (Konzentration 40 µg/ml) signifikant verringern. Die Ergebnisse derartiger Versuchsserien sind in Abb. 20 graphisch wiedergegeben.

Für die Belange der dermatologischen externen Therapie erlauben die Untersuchungsergebnisse die Schlußfolgerung, daß mit keiner Beeinträchtigung der antimikrobiellen Econazolwirkung durch Hautoberflächenlipide zu rechnen ist.

4.4.4 Glucocorticoide

Aufgrund klinischer Gesichtspunkte (Näheres s. Kap. 13) ergibt sich nicht so selten die Indikation zum gemeinsamen Einsatz von Antimikrobica und Glucocorticoiden. Vor der Anwendung derartiger Kombinationen muß jedoch in jedem Fall eine gegenseitige Wirkungsbeeinträchtigung der beiden Komponenten ausgeschlossen werden.

Eine Wirkungsbeeinträchtigung bei gemeinsamem Einsatz eines Antimikrobicums und eines Glucocorticoids könnte über folgende Mechanismen erfolgen:

- direkte chemische Reaktion (Präcipitation, Komplexbildung),
- wechselseitige Beschleunigung der Inaktivierung,
- physikalisch-chemische Wechselwirkung (kompetitive Hemmwirkung, Receptorbesetzung, Bildung eines Schutzfilms),
- biologischer Antagonismus (Glucocorticoide in niedrigen Konzentrationen stimulieren den Mikrobenstoffwechsel [162]),
- gegenseitige Hemmung der Permeation.

Bisher liegen nur wenige Untersuchungen über die Wechselwirkungen zwischen Imidazolderivaten und Glucocorticoiden vor. Zum Teil mag dies auf technische Schwierigkeiten zurückgehen (Einsatz zweier schwer löslicher Substanzen).

Im Reihenverdünnungstest erfolgte eine Untersuchung der antimikrobiellen Wirkungen von Isoconazol in Anwesenheit verschiedener Konzentrationen an Difluorcortolonvalerianat [91]. Die Anwesenheit von Difluorcortolonvalerianat in einem Zehntel der Konzentration von Isoconazol bewirkt keine Beeinträchtigung der antimikrobiellen Wirkung gegen Staphylococcus aureus, Candida albicans und Trichophyton mentagrophytes. Höhere Konzentrationen an Difluorcortolonvalerianat verringerten die antimikrobielle Effektivität von Isoconazol: Die mittels „Chess-board" Technik durchgeführten Un-

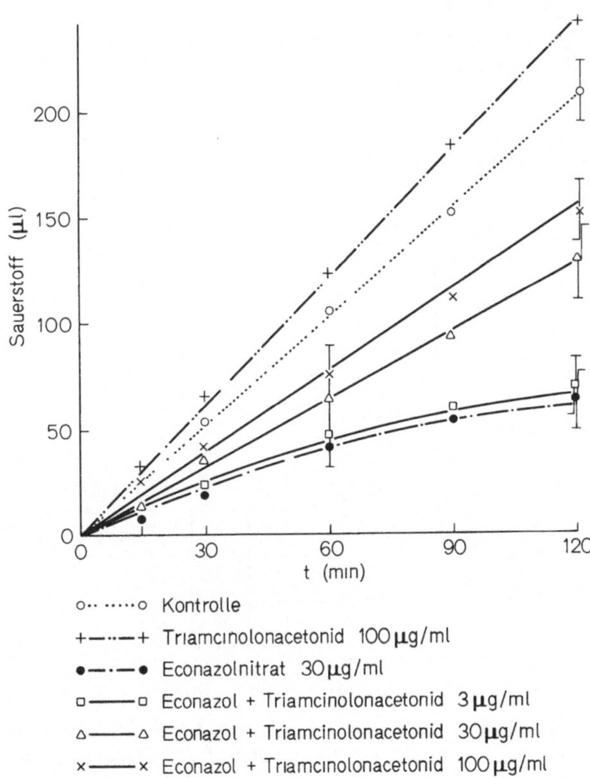

Abb. 21. *Sauerstoffverbrauch ruhender Saccharomyces cerevisiae* unter der Einwirkung von Econazolnitrat und Triamcinolonacetonid in verschiedenen Konzentrationen. Medium: Ringer-Glucose mit 3,3% Dimethylformamid

tersuchungen ergaben, daß an Staphylococcus aureus erst eine viermal höhere Konzentration des Steroids den antibakteriellen Effekt von Isoconazol abschwächt, während an Trichophyton mentagrophytes die Steroidkonzentration mindestens 50mal höher sein muß.

Die antimikrobielle Wirkung von Clotrimazol wird durch die Anwesenheit von Dexamethason nicht beeinträchtigt [149a].

Eigene Untersuchungen beschäftigten sich mit der Wirkung von Econazolnitrat, Isoconazolnitrat und Chlormidazol auf Saccharomyces cerevisiae, Candida albicans und Staphylococcus aureus haemolyticus in Anwesenheit von Hydrocortison, Fluocinolonacetonid oder Triamcinolonacetonid.

An Saccharomyces cerevisiae trat eine signifikante Hemmung der Econazolwirkung ein, sobald Hydrocortison oder Triamcinolonace-

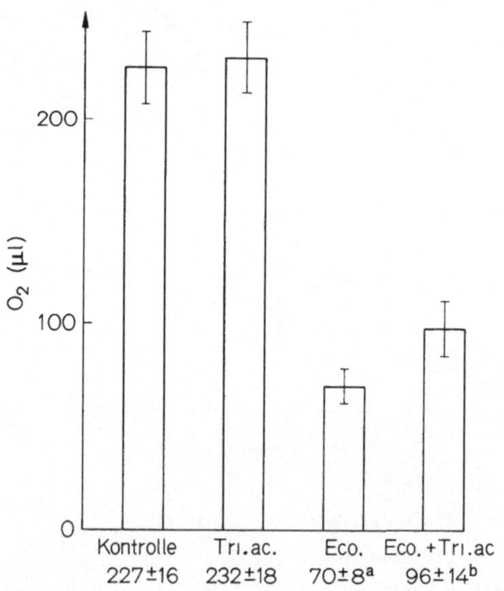

Abb. 22. *Sauerstoffverbrauch ruhender Candida albicans* unter der Einwirkung von Econazolnitrat mit und ohne Triamcinolonacetonid. Konzentration von Econazolnitrat: 20 µg/ml, Konzentration von Triamcinolonacetonid: 1000 µg/ml. Versuchsdauer: 120 min, Medium: Ringer-Glucose-DMFA
Eco. = Econazolnitrat, Tri.ac. = Triamcinolonacetonid
[a]P<0,001 gegen Kontrolle. [b]P>0,01 gegen Econazolnitrat allein.

tonid in mindestens doppelt so hoher Konzentration eingesetzt wurde wie Econazolnitrat (Abb. 21). An Candida albicans ergab sich ein derartiger Effekt nur, wenn das Steroid in mindestens 10mal höherer Konzentration eingesetzt wurde (Abb. 22). Ein doppelt fluoriertes Glucocorticoid (Difluorcortolonvalerianat) führte jedoch bereits bei Einsatz in *gleichstarker* Konzentration zu einer geringen Abschwächung des Econazol- und Isoconazoleffektes auf Candida albicans. Fluocinolonacetonid verringerte die Wirkung von Chlormidazol auf Candida albicans nur wenig [171]. Weder an Staphylococcus aureus haemolyticus in Ruhe noch in Proliferation konnte eine Veränderung der Isoconazol- oder Econazolwirkung durch Hydrocortison oder einfach, bzw. doppelt fluorierte Glucocorticoide festgestellt werden (geprüfte Steroidkonzentrationen bis zum 50fachen der Econazolkonzentration) [167].

Aufgrund der vorliegenden Untersuchungsergebnisse läßt sich der Schluß ziehen, daß Econazolnitrat durch die Anwesenheit von Hydrocortison oder Triamcinolonacetonid in seiner antimikrobiellen Wirkung nicht gehemmt wird, vorausgesetzt, daß die Steroidkonzentration nicht höher ist als die Econazolkonzentration.

Weiter mußte aber auch untersucht werden, wie die Anwesenheit von Triamcinolonacetonid die *Penetration* von Econazolnitrat beeinflußt (s. auch Abschn. 6.2.2).

Absorptionsbestimmungen nach epicutaner Anwendung auf der äußeren Haut von Kaninchen ergaben, daß die Absorption in den ersten Stunden durch die Anwesenheit von Triamcinolonacetonid verringert wird; bei Betrachtung längerer Zeiträume jedoch ergibt sich keinerlei Beeinflussung der Absorption, d.h., daß die Penetration unverändert ist und daß in den ersten Stunden aufgrund der verringerten Absorption und des Abtransportes über die Zirkulation höhere Gewebsspiegel an Econazol angenommen werden müssen. Einzelheiten dieser Versuchsergebnisse sind in Abb. 23 dargestellt [36].

Der verringerte Abtransport geht auf die Öffnung der Shunts und die damit verbundene verringerte Durchblutung im Papillarbereich als Folge der Glucocorticoideinwirkung zurück.

Bei Kombination zweier Wirkstoffe sind selbstverständlich wechselseitige Beeinträchtigungen *von beiden Seiten* auszuschließen.

So wurde an Ratten am Modell des Granuloma-Pouch-Testes die Exsudatmenge nach Aufbringung von Triamcinolonacetonid allein

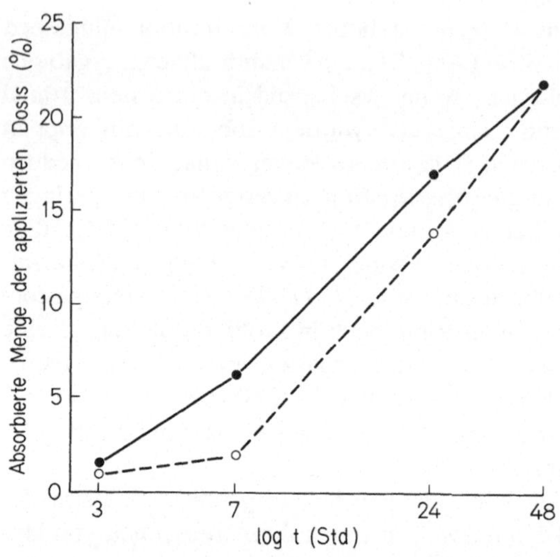

Abb. 23. *Absorption von Econazolnitrat* (1%) (●———●) aus einer Cremegrundlage beim Kaninchen. Vergleich zur Absorption bei Anwesenheit von Triamcinolonacetonid (0,1%) (○———○). Nach den Daten von [36]

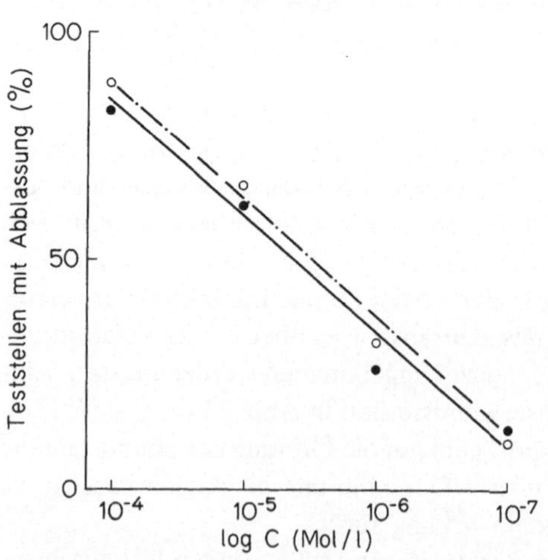

Abb. 24. *Das Abblassungsphänomen an menschlicher Haut,* ausgelöst durch Triamcinolonacetonid in verschiedenen Konzentrationen (○———○). Zum Vergleich Triamcinolonacetonid mit jeweils der zehnfachen Konzentration an Econazolnitrat (●———●). Angabe in Prozent abgeblaßter Stellen (s. [167])

mit der Exsudatmenge nach Anwendung von Triamcinolonacetonid mit Econazolnitrat bestimmt; es ergab sich keinerlei Beeinträchtigung der antiexsudativen Wirkung (entzündungshemmenden Aktivität) von Triamcinolonacetonid durch das Imidazolderivat.

Weiter mußte nun noch geprüft werden, ob nicht die Anwesenheit von Imidazolderivaten die Permeation und pharmakologische Aktivität von Glucocorticoiden an menschlicher Haut beeinträchtigt. Dies wurde am Abblassungsphänomen untersucht (Einzelheiten der Methode bei [167]). Äthanolische Steroidlösungen wurden in vier verschiedenen Konzentrationen hergestellt; einem Teil der Lösungen wurde Econazolnitrat in zehnfach höherer Konzentration zugesetzt. Beurteilt wurde der Prozentsatz an Testarealen mit deutlicher Abblassung nach Aufbringung von Steroid- bzw. Steroid/Econazol-Lösung. Eine Beeinträchtigung des durch Triamcinolonacetonid hervorgerufenen Abblassungsphänomens durch die Anwesenheit von Econazolnitrat lag nicht vor. Ein derartiges Versuchsergebnis ist in Abb. 24 dargestellt.

Für die Auswertung externer Glucocorticoidaktivitäten steht heute noch kein idealer Test zur Verfügung. Das Abblassungsphänomen, bedingt durch Öffnung der Shunts, informiert nur über die Penetration des Glucocorticoids und über eine möglicherweise klinisch nicht allzu wichtige pharmakologische Aktivität. Allerdings — und dies wurde immer wieder betont [158] — besteht eine gute Relation zwischen der Aktivität verschiedener Glucocorticoide im Abblassungstest und in ihrer therapeutischen Wirksamkeit bei externer Anwendung. Bis auf weiteres, also bis zur Ausarbeitung eines besseren Modells, erfolgt die humanpharmakologische Prüfung von Glucocorticoiden immer noch am besten mittels Auslösung des Abblassungsphänomens.

Die oben getroffene Feststellung, daß die antimikrobielle Aktivität und Penetration von Econazolnitrat durch Glucocorticoide in bestimmten Konzentrationsbereichen nicht beeinträchtigt wird, läßt sich nun noch dahingehend ergänzen, daß umgekehrt auch die Penetration und die Gefäßwirkung der Glucocorticoide durch Econazolnitrat keine signifikante Veränderung erfahren.

4.4.5 Antibakterielle Substanzen

Bei Kombination von Econazolnitrat mit Butirosin, einem Amino-
glykosidantibioticum (Verhältnis 10:3) ergab sich keinerlei Abschwächung; bei Pseudomonaden fand sich die Wirksamkeit des Antibioticums durch die Anwesenheit des gegen Gramnegative unwirk-
samen Econazolnitrats verstärkt. Azidamfenicol beeinflußt die antimyzetische Aktivität von Clotrimazol nicht [149a].

4.4.6 Antimycetische Substanzen

Für die *Lokaltherapie* wird sich nie die Notwendigkeit ergeben, eines
der Imidazolderivate mit einem weiteren Antimyceticum zu kombinieren.

Anders ist dies jedoch bei *systemischer Pilzbehandlung;* hier könnte
sich einmal ein gemeinsamer Einsatz von Econazol und einem der
Polyenantibiotica als günstig erweisen.

So wurde z. B. bei einer Candidasepsis ein guter Erfolg mittels oraler
Miconazolmedikation erzielt, die Candidaarthritis mußte jedoch zusätzlich mit intraarticulären Amphotericin B-Jnjektionen behandelt
werden [118].

Bei systemischer Behandlung mit Miconazol und Amphotericin B
ergab sich nun der überraschende Befund, daß die Kombination weniger stark wirksam war als die Anwendung einer Einzelkompo-
nente. Diese klinische Beobachtung war Anlaß zu Untersuchungen
in vitro. Hierbei zeigte sich, daß die Kombination von Miconazol
(getestete Konzentrationen 0–200 µg/ml) und Amphotericin B
(0–30 µg/ml) zu antagonistischen Effekten an Candida albicans
führte [185].

Eigene Versuche beschäftigten sich mit den Wechselwirkungen von
Econazolnitrat auf der einen Seite und Natamycin sowie Nystatin auf
der anderen Seite. Im Warburg-Versuch an ruhender Candida albicans ließ sich eine gegenseitige Abschwächung der antimycetischen
Effekte der beiden Wirkstoffgruppen nicht immer feststellen.

Der Antagonismus zwischen Polyenantibiotica und Imidazolderivaten könnte auf verschiedene Mechanismen zurückgehen. Die Wirksamkeit der Polyene entwickelt sich in zwei Phasen:

70

– Bindung an Sterole der Pilzzellmembran und
– Auslösung einer Permeabilitätsstörung.

Die Phase der Bindung könnte durch Imidazole ebenso gestört werden wie die Entwicklung der Permeabilitätsstörung. Andererseits besteht die Möglichkeit, daß Polyene gegen Imidazole schützen. Auch an eine direkte chemische Reaktion muß gedacht werden, als deren Folge ein antimycetisch unwirksames Produkt entsteht. Erwähnenswert ist, daß sowohl die Imidazolderivate als auch die Polyene *Lipidreaktoren* sind; beide Wirkstoffgruppen führten praktisch nie zu Sensibilisierungen, was vielleicht mit der Tatsache der guten Lipid- und fehlenden Proteinreaktivität in Zusammenhang steht (keine Vollantigenbildung) [160, 164].

Für praktisch klinische Belange ist von dem gemeinsamen Einsatz eines Imidazolderivates (Econazol) und eines Polyenantibioticums (Amphotericin B) aufgrund der vorliegenden experimentellen Untersuchungsergebnisse abzuraten.

4.4.7 Antibakterielle Substanzen und Glucocorticoide

In der Veterinärmedizin werden Präparationen verwendet, die außer Imidazolderivaten noch Butirosin und Triamcinolonacetonid enthalten. Die relativen Wirkstoffkonzentrationen betragen hier 10:3:1. Prüfungen in vitro ergaben, daß in derartigen Kombinationen im Hinblick auf die antimikrobielle Effektivität keinerlei antagonistische Effekte eintreten. Auch Clotrimazol wird durch Azidamfenicol und Dexamethason nicht beeinflußt [149a].

4.4.8 Schlußfolgerungen

Den bisher vorliegenden experimentellen Ergebnissen nach kann man Econazolnitrat und die anderen Imidazolderivate in der Lokalbehandlung von Haut- und Schleimhauterkrankungen einsetzen, ohne daß Wechselwirkungen (Wirkungsabschwächungen) zu befürchten wären. Wenn auch vereinzelt eine Abschwächung der Imidazolwirkung durch Proteine berichtet wurde, so ist ihr Ausmaß zu gering, um eine klinisch relevante Aktivitätsverminderung zu verursachen. Lipide, wie sie an der Hautoberfläche vorliegen, vermögen zwar in vitro die antimycetische Wirksamkeit von Econazolnitrat zu verringern, jedoch erst in wesentlich überhöhten Konzentrationen. Im klinischen Einsatz besteht keinerlei Gefahr einer Abschwächung der Econazoleffekte durch Hautoberflächenlipide.

Sollte einmal eine gemeinsame Anwendung von Imidazolderivaten mit antibakteriellen Antibiotica indiziert sein, so ist keine gegenseitige Wirkungsbeeinträchtigung zu befürchten. Nur von einem gemeinsamen Einsatz mit Polyenantibiotica muß abgeraten werden.

4.5 Untersuchungen zur Bioverfügbarkeit

Angaben zur Bioverfügbarkeit eines Wirkstoffes sind dann am wertvollsten, wenn sie aufgrund klinischer Experimente und Beobachtungen gemacht wurden. Gerade bei den Antimikrobica sind hohe Wirkstoffkonzentrationen am Ort des Keimbefalls über längere Zeiträume notwendig. Antimikrobica sollen deshalb von der Hautoberfläche nicht allzu leicht entfernbar sein. Die Wirkstoffe sollen gut in die Haut eindringen, aber sie sollen die Haut nicht allzu gut durchdringen, da ansonsten ein zu rascher Abtransport über das Gefäßsystem erfolgen kann. Der Nachweis der Bioverfügbarkeit für Fragen der externen Therapie ist mitunter schwierig. Den zur Verfügung stehenden Modellen haftet regelmäßig der eine oder andere Fehler an. Die Messung von Wirkstoffkonzentrationen an der Hautoberfläche ist zwar technisch einfach, sagt aber nur über Verweildauer und Stabilität des Antimikrobicums etwas aus. Die Penetration kann hierdurch kaum beurteilt werden.

Die Abgabe aktiven Wirkstoffs aus Präparationen für die externe Therapie kann in vitro bestimmt werden; man nimmt an, daß die Wirkstoffabgabe an der Hautoberfläche in ähnlicher Weise erfolgt. Die Wirkstoffabgabe aus fertigen Präparationen muß deshalb geprüft werden, da bei „zu guter" (zu stabiler) Einarbeitung eines Pharmakons unter Umständen die Freisetzung erschwert ist. Die Wirkstoffabgabe kann in einfacher Weise mittels des Petrischalen-Agardiffusionstests bestimmt werden; weiter wird dann geprüft, ob auf simulierten Membranen (Lipidmembranen, Proteinmembranen) ein

Wirkstoffübertritt erfolgt. In solchen Modellen läßt sich der Einfluß galenischer Hilfsstoffe auf die Bioverfügbarkeit gut nachweisen [56].
Der nächste Schritt ist der Nachweis der Wirkstoffabgabe bei Anwendung der Präparation auf menschlicher Haut. Nach definierten Einwirkungszeiten werden Hautschichten mittels Stripping abgezogen oder Biopsien werden durchgeführt. Der Wirkstoffnachweis ist allerdings infolge der in tieferen Schichten nur mehr sehr geringen Konzentrationen schwierig; meist setzt man deshalb radioaktiv markierten Wirkstoff ein. Allerdings weist man dann nur noch das Eindringen von „Radioaktivität" nach; ob es sich noch um antimikrobiell aktiven Wirkstoff handelt, muß gesondert festgestellt werden. Sicher ist jedoch, daß eine Wirkstoffabgabe aus der Präparation erfolgte.
Ferner kann auch in der Penetrationskammer die Menge an transcutan permeierenden Substanzen bestimmt werden; aber hier sollte menschliche Haut (Leichenhaut) untersucht werden. Die Wirkstoffabgabe und das Eindringen der Substanz in tiefere Schichten der menschlichen Haut wurden von den Imidazolderivaten Clotrimazol und Econazolnitrat auch in vivo bestimmt; hierzu wurden die Verbindungen radioaktiv markiert. Nach externer Applikation in Salben- oder Cremeform auf gesunde oder auf gestrippte Hautstellen wurden Biopsien durchgeführt und die Eindringtiefe anhand des Vorliegens radioaktiven Materials (z. B. mittels Autoradiographie) festgestellt [51, 187] (Näheres s. Kap. 6 und 8).
Somit ist die Wirkstoffabgabe für die Imidazolderivate aus entsprechenden externen Präparationen bewiesen. Ob diese Wirkstoffabgabe in antimikrobiell aktiver Form erfolgt, läßt sich entweder durch chemische Analysen oder durch Nachweis der klinischen (therapeutischen) Wirkung feststellen. Derartige Untersuchungen werden zunächst einmal an Versuchstieren durchgeführt.

5 Therapeutischer Einsatz der Imidazolderivate zur Behandlung von Mykosen beim Tier (experimentelle Therapie)

5.1 Lokale Anwendung

Der Nachweis einer antimycetischen Aktivität in vitro bedeutet nicht unbedingt, daß diese Substanz auch zur Behandlung von Mykosen in der externen Therapie eingesetzt werden kann. So läßt sich z. B. bei manchen Polyenantibiotica eine Aktivität gegen Dermatophyten in vitro feststellen; bei Versuchen zur therapeutischen Anwendung gegen Dermatophyteninfektionen versagen diese Verbindungen (z. B. Nystatin) aber vollständig (s. [160]).

Vor der klinischen Erprobung neuer Antimycetica in der Humantherapie erfolgt erst eine Anwendung bei Tieren. Bei Meerschweinchen und Kaninchen gelingt es ohne Schwierigkeiten eine *Hautinfektion* mit Dermatophyten zu provozieren. Die Auslösung einer Candidose der Haut stößt aber oft auf Schwierigkeiten. Zum Beispiel muß bei Meerschweinchen eine Vorbehandlung mit toxischen Chlortetracyclindosen oder mit Alloxan erfolgen, damit sich eine Candidainfektion entwickeln kann. Bei Kaninchen werden üblicherweise Glucocorticoide verabreicht (Depression der körpereigenen Abwehr), bevor die Infektion mit Candida albicans gesetzt werden kann. Eine *vaginale* Candidose läßt sich bei Ratten durch direkte Infektion erzielen.

In den angeführten Modellen konnte die therapeutische Wirksamkeit der üblichen externen Präparationen von Imidazolderivaten (Clotrimazol; Miconazolnitrat; Econazolnitrat) bewiesen werden.

Zum Beispiel wurden zwei Konzentrationen von Econazolnitrat (2% und 0,5%) mit Tolnaftat in gleichen Konzentrationen an der experimentellen Meerschweinchentrichophytie verglichen (Infektion mit Trichophyton mentagrophytes oder Microsporum canis). Bei *pro-*

phylaktischer Anwendung (Beginn der täglichen Cremeapplikationen am Tag nach der Infektion) waren alle vier Präparationen erfolgreich. Der gleiche Befund wurde bei *kurativer* Anwendung erhoben: Binnen 3 – 6 Wochen trat bei allen Tieren klinische und mikrobiologische Heilung ein [221]. Bei oberflächlichen Trichophytien des Meerschweinchens waren Econazol und Clotrimazol besser wirksam als Miconazol oder Tolnaftat [70a; 70b].
An der experimentellen Hautcandidose des Meerschweinchens erwies sich 1- und 2%iges Econazolnitrat als ebenso erfolgreich wie Nystatin oder Amphotericin B in den üblichen Konzentrationen. Somit war aufgrund der Ergebnisse experimenteller Tierversuche die Berechtigung zur Anwendung der Imidazolderivate zur Behandlung von Haut- und Schleimhautmykosen beim Menschen gegeben.

5.2 Systemische Anwendung

Für systemische Mykosen und für die Prüfung systemischer Antimycotica stehen eine ganze Reihe von Tiermodellen zur Verfügung. Übereinstimmend konnte bei verschiedenen Tierarten festgestellt werden, daß die Imidazolderivate Clotrimazol, Miconazol und Econazol zur systemischen Behandlung von Mykosen geeignet sind.
So erwies sich z. B. Econazol in einer Dosis ab 160 mg/kg/d über 14 Tage in *oraler* Form bei der *Meerschweinchen*trichophytie als genausogut wirksam wie Griseofulvin. Bei der experimentellen Candidose (s. Abschn. 5.1) war Econazol auch in niedriger Dosierung (10 oder 40 mg/kg) wirksam. (In diesem Modell wurde erneut die Wirkungslosigkeit der Polyene bei oraler Anwendung bestätigt.) Die vaginale Candidose der *Ratte* konnte durch Econazol in Dosen von 80 und 160 mg/kg/d (Verabreichung mittels Schlundsonde) zur Heilung gebracht werden (Behandlungsdauer: 14 Tage) Die Kulturen waren bei allen Tieren negativ [221]. Bei *Mäusen* verläuft eine experimentelle Candidose (Injektion von Candida albicans in die Schwanzvene) oder Aspergillose (Aspergillus niger) immer tödlich. Durch steigende Gabe von Wirkstoffen 2 Std vor der Injektion der Myzeten und 4 sowie 24 Std nachher läßt sich die minimale lebensverlängernde Dosis von Wirkstoffen bestimmen (orale und intraperitoneale Gabe). Bei experimenteller Candidose war Econazol praktisch wirkungslos

(minimale lebensverlängernde Dosis über 200 mg/kg), während
Fluorcytosin in Dosen ab 25 mg/kg und Amphotericin B ab 0,6 mg/
kg eine deutliche Wirkung nahmen. In einer anderen Untersuchungs-
serie mittels oraler Gabe von Clotrimazol, Miconazol und Econazol
bei Mäusen, die intravenös mit Candida albicans infiziert worden
waren, ergab sich — bei einer Dosierung von jeweils 100 mg/kg
zweimal täglich über 5 Tage — eine Überlegenheit von Clotrimazol
gegenüber den beiden anderen Imidazolderivaten; Miconazol ließ
hier keine signifikante Wirkung auf die Überlebensrate erkennen; in
dieser Versuchsserie erreichte Clotrimazol fast den Wirkungsgrad
von Amphotericin B (0,5 mg/kg pro Anwendung) [70a; 70b].
Bei der experimentellen Aspergillose zeigte Econazol (100 mg/kg
oral) einen lebensverlängernden Effekt (188). Bei der experimentellen Cryptococcose der Maus waren sowohl Miconazol als auch Econazol (oral oder intramuskulär gegeben) hochwirksam [107, 108].
In ihrer Gesamtheit bestätigen die Tierversuche, daß die Imidazolderivate Econazol, Miconazol und Clotrimazol bei systemischer Anwendung eine gute antimycetische Wirkung entfalten. Die Verabreichung kann oral, intramuskulär oder intravenös erfolgen; auf ein
Schwächerwerden der Wirkung bei längerer Gabe als Folge einer
Enzyminduktion ist zu achten, besonders beim Clotrimazol.

6 Allgemeine Pharmakologie der Imidazolderivate bei Mensch und Tier

6.1 Pharmakologische Eigenschaften (ohne antimikrobielle Wirkungen)

In zahlreichen Screening-Testen wurden die antimikrobiell wirksamen Imidazolderivate auf weitere pharmakologische Eigenschaften untersucht. Die Ergebnisse waren durchwegs negativ (keine Entzündungshemmung, keine Kreislaufwirkung, keine Beeinflussung des zentralen oder vegetativen Nervensystems, keine atmungsdepressive Wirkung, keine Einwirkung auf α- und β-Receptoren, keine anticholinerge Wirkung, keine Antiserotoninwirkung).
Es erfolgt im Organismus eine leicht reversible Bindung an Serumproteine; zahlreiche Bindungsstellen konnten nachgewiesen werden. Für die systemische Anwendung ist die reine Base von Miconazol und Econazol vorgesehen. Die Nitrate werden nur in der Lokaltherapie eingesetzt.

6.2 Absorption, Exkretion und Metabolisierung bei Tieren

6.2.1 Systemische Applikation

Die Imidazolderivate Clotrimazol, Miconazol und Econazol werden bei oraler Gabe resorbiert und können im Serum nachgewiesen werden; eine Dosis von 15 mg/kg ergibt z. B. im Falle von *Clotrimazol* Serumspiegel bis zu 15 µg/ml [141]. Die Verteilung der Imidazolderivate bei Tieren ist nach oraler und intravenöser Gabe praktisch gleich.
Über die Aufnahme, Exkretion und Metabolisierung von *Econazol* nach oraler Gabe liegen ausführliche Untersuchungen bei Ratten,

Kaninchen, Hunden und Affen vor. 4 Std nach oraler Aufnahme findet sich der höchste Plasmaspiegel. Bei Ratte und Hund liegt eine auffallend hohe Elimination von Econazol- bzw. seinen Metaboliten im Stuhl vor, egal ob die Darreichung oral oder intravenös erfolgt. Dies weist auf eine biliäre Ausscheidung hin. Die z. T. beträchtlich langen Halbwertzeiten (beim Beagle-Hund 115 Std für das Blut) lassen einen enterohepatischen Kreislauf vermuten.

Unverändertes Econazol wurde in Stuhl und Harn der drei untersuchten Tierspezies nur in geringem Maße wiedergefunden. Zwischen männlichen und weiblichen Tieren lagen z. T. beträchtliche Unterschiede der Econazolverteilung und -ausscheidung vor.

In Tabelle 9 finden sich die Plasmawerte und die Ausscheidungswerte nach Gabe von ^{3}H-Econazolnitrat bei Ratten, Hunden und Affen (Macaca fasicularis) zusammengestellt; die Werte errechneten sich aufgrund der nachgewiesenen *Radioaktivität*. Im Harn und im Stuhl erfolgte eine Identifizierung von Econazolnitrat selbst [38].

Aufarbeitung verschiedener tierischer Organe brachte keinerlei Erkenntnisse hinsichtlich einer Prävalenz der Ablagerung oder Metabolisierung von Imidazolderivaten; Organe, die mit der Metabolisierung und Ausscheidung von Fremdstoffen befaßt sind, wiesen einen höheren Gehalt auf.

Die Gabe von ^{14}C-Econazol an Affen bestätigte im wesentlichen die Ergebnisse, die nach Verabreichung von ^{3}H-Econazol erhalten wurden. Nach 8 Std lag ein Serumspiegel von 1,8 µg/ml vor. Im Stuhl fanden sich innerhalb von 6 Tagen 55% der Dosis, im Harn 29%. Die Aufarbeitung der Harne führte zum Nachweis von mehr als 20 Metaboliten von Econazol. Eine Identifizierung gelang von fünf „major metabolites" und zwei „minor metabolites". Mehr als 50% der im Harn nach Gabe von markiertem Econazol auftretenden Radioaktivität stammt von einem Reaktionsprodukt, welches nach Abspaltung des p-Chlorbenzylrestes entsteht. Die nachgewiesenen Metabolite erlauben die Aufstellung von Hypothesen über die Verarbeitung von Econazol im Stoffwechsel. In Abb. 25 ist eine derartige Hypothese dargestellt. Zunächst kommt es zu einer Einführung von Hydroxylgruppen am Imidazolrest, dann erfolgt eine oxidative Aufspaltung des Imidazolringes. Der weitere Abbau verläuft unter CO_2- und NH_3-Abspaltung [39a].

Untersuchungen der Radioaktivität in Geweben erfassen nicht nur

Tabelle 9. Das Schicksal von oral verabreichtem ^{3}H-Econazol bei Ratten, Affen und Hunden

	Ratte		Affe		Hund	
	mannl.	weibl.	männl.	weibl.	männl.	weibl.
Höchster Plasmawert (µg/ml)	10,1	6,0	6,2	5,5	6,5	8,3
Höchster Plasmawert (%Dosis)	2,3	1,3	1,7	1,5	1,7	2,2
Höchster Plasmawert (nach Std)	2	4	4–8	4–8	<1	2
Radioaktivität im Harn (% der Dosis)	24,3	17,3	57,6	47,4	15,7	27,1
Radioaktivität in Faeces (% der Dosis)	77,0	87,7	25,5	36,6	46,9	63,7
Unverändertes Econazol im Harn (% der Dosis)	4,2	4,3	9,0	4,6	1,4	2,1
Unverändertes Econazol im Stuhl (% der Dosis)	3,8	5,0	4,0	8,5	10,0	2,1

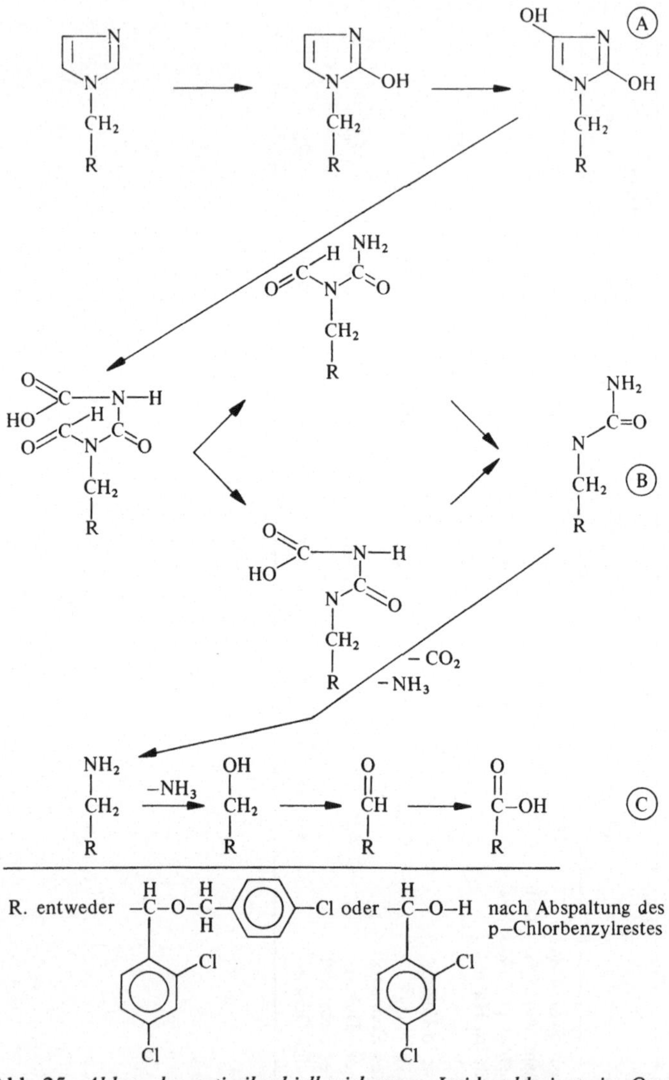

Abb. 25. *Abbau der antimikrobiell wirksamen Imidazolderivate im Organismus.* Darstellung einer Hypothese aufgrund der nachgewiesenen Metabolite nach Gabe von ^{14}C-Econazolnitrat bei Affen
A und C = „major metabolites" des Spaltproduktes, B = „minor metabolite" von nicht gespaltenem Econazol

unverändertes, sondern auch metabolisiertes Econazol, welches das markierte Atom (^{14}C oder ^{3}H) enthält. Dies muß bei der Bewertung von entsprechenden Versuchsergebnissen berücksichtigt werden. Hinsichtlich der Metabolisierung der Imidazol-Antimycetica mußte wiederholt festgestellt werden, daß eine mehrmalige Verabreichung zu einer Enzyminduktion führt. Hierdurch erfolgt ein wesentlich beschleunigter Abbau — was die klinische Wirksamkeit stark verringert. Bei den einzelnen Versuchstierarten waren Unterschiede hinsichtlich der Enzyminduktion festzustellen. Zur stärksten Enzyminduktion führte bei allen Tierarten das Clotrimazol; auch beim Menschen mußte diese Tatsache bestätigt werden. Miconazol bewirkt zwar ebenfalls eine deutliche Enzyminduktion bei Versuchstieren — etwa im gleichen Ausmaß wie Clotrimazol —, aber beim Menschen tritt dieser Effekt nur in geringem Maße ein. Beim Hund bewirkt Clotrimazol eine stärkere Enzyminduktion als Miconazol. Econazol dürfte hinsichtlich der enzyminduzierenden Wirkung am schwächsten sein; beim Menschen wurde eine Enzyminduktion bisher noch nicht beobachtet.

6.2.2 Lokale Anwendung auf Haut und Schleimhaut

Bei Wertung der Ergebnisse von Tierversuchen ist für Fragen der dermatologischen Therapie zu berücksichtigen, daß die Penetration organischer Verbindungen durch die Haut bei verschiedenen Species ungleich ist; die beste Penetration liegt an der Haut des Kaninchens vor und nimmt über die Haut der Ratte zur Haut des Schweines hin ab; die Haut des Menschen weist die geringste Penetrationsrate auf. Die antimikrobiell wirksamen Imidazolderivate zeigen insgesamt eine gute transcutane Penetration bei den verschiedenen Versuchstierspecies. Zum Beispiel finden sich 24 Std nach Aufbringung von 10 mg ^{3}H-Econazolnitrat auf intakte Kaninchenhaut Serumspiegel von 220 ng/ml (berechnet aus der Radioaktivität); bei Aufbringung auf geschürfte Haut ergeben sich nach 8 Std Serumspiegel von 307 ng/ml. Die Absorption von einem einmaligen Wirkstoffdepot an der Hautoberfläche verläuft über 8 Tage. Die Anwesenheit von Triamcinolacetonid verringert zwar die innerhalb der ersten 24 Std auftretenden hohen Blutspiegel, nimmt aber keinen Einfluß auf die Gesamtabsorption (Abb. 23). Ferner wurde an der Kaninchenhaut nachgewiesen, daß sich Econazolnitrat in allen Hautschichten verteilt; eine Anhäufung in einer bestimmten Schicht konnte mikroautoradiographisch nicht festgestellt werden [36].

Von der *äußeren Haut* werden beim Kaninchen insgesamt etwa 30% der aufgebrachten Econazolnitrat-Dosis absorbiert. Bei *intravaginaler Anwendung* erfolgt eine Gesamtresorption von etwa 50% (eingesetzte Dosis: 5 mg ^{3}H-Econazolnitrat); der höchste Serumwert findet sich mit 307 ng/ml nach 6 Std. − Aus der *Vagina* des Kaninchens werden innerhalb von 24 Std etwa 30% des Wirkstoffs resorbiert, was mit den Ergebnissen ähnlicher Versuche bei Hunden gut übereinstimmt [36].

Somit ließ sich mit Econazolnitrat auch im Tierversuch bestätigen, daß von den Imidazolderivaten ein Eindringen in die Haut erfolgt. Beim Tier penetrieren vergleichsweise größere Mengen und treten ins Serum über. Wieder haftet allerdings den angeführten Versuchsergebnissen eine Unsicherheit an; bei Bestimmung der Radioaktivität ist nicht feststellbar, ob nun aktives oder metabolisiertes Antimyceticum vorliegt.

6.3 Absorption, Exkretion und Metabolisierung beim Menschen

6.3.1 Systemische Anwendung

Nach oraler Gabe von Clotrimazol, Miconazol und Econazol läßt sich beim Menschen eine Absorption der Wirkstoffe nachweisen (Plasmaspiegel). Die Ausscheidung erfolgt wie bei Versuchstieren über biliäre Sekretion mit den Faeces oder über die Niere mit dem Harn.

Bereits 20 min nach oraler Gabe von 1,5 g *Clotrimazol* tritt der Wirkstoff, bzw. seine Metabolite im Serum auf; nach 3 Std liegt der höchste Spiegel von 15 µg/ml vor, wiederum berechnet aus der Radioaktivität [52]. Mit höheren Dosen (100 mg/kg/24 Std) lassen sich aus der Radioaktivität Serumspiegel von 150 µg/ml errechnen [80]. Da die tatsächliche antimycetische Aktivität nicht diesem Wert entspricht, ist anzunehmen, daß in erster Linie radioaktive Metabolite ohne antimikrobielle Wirkung für diesen Wert verantwortlich sind.

Nach oraler Gabe von *Miconazol* liegen nach etwa 2–4 Std die höchsten Serumwerte vor. Die Verabreichung von 522 mg Wirkstoff führt zu Serumspiegeln um 0,4 µg/ml, die Verabreichung der doppelten Dosis zu Spitzenwerten von 1,2 µg/ml [217]. Durch Verabreichung von 500 mg alle 8 Std lassen sich Serumspiegel von 0,95–1,75 µg/ml aufrechterhalten [37].

Die orale Gabe von 1 g *Econazol* führt nach 6 Std zu einem Serumspiegel von 0,9 µg/ml [37]; andere Autoren berichteten über Mittelwerte von 1,25 µg/ml [50]. In kürzeren Abständen nach oraler Gabe gemessene Werte lagen z. T. höher [244]; der Spitzenwert betrug 13 µg/ml (1 Std nach oraler Einnahme von säurefesten Kapseln).

Imidazolderivate sollten oral nur in Form von säurefesten Kapseln verabreicht werden, da bei stark saurem pH (Magensaft) eine Spaltung eintritt; der Imidazolring wird hydrolytisch abgespalten, wie dies z. B. für Clotrimazol in Abb. 26 dargestellt ist.

Econazol wurde auch in Form *intravenöser* Injektionen oder als Infusionszusatz beim Menschen eingesetzt. Die Verabreichung von 100 mg führt binnen 15 min zu Serumspiegeln von 2,6 µg/ml; mit Miconazol lassen sich nach Injektion von 500 mg Serumspiegel von 6 µg/ml erzielen [37]. – Andere Autoren berichten über intravenöse Gabe von Econazol in Dosen von 200 und 400 mg, was zu Serumspiegeln bis zu 8 µg/ml führt [50].

Die im Liquor nachweisbaren Spiegel an Imidazolderivaten erreichen nur etwa ein Zehntel der Werte im Plasma [209]. Im Speichel liegen nur ganz geringe Mengen vor, im Eiter treten Konzentrationen bis zu 1,4 µg/ml auf.

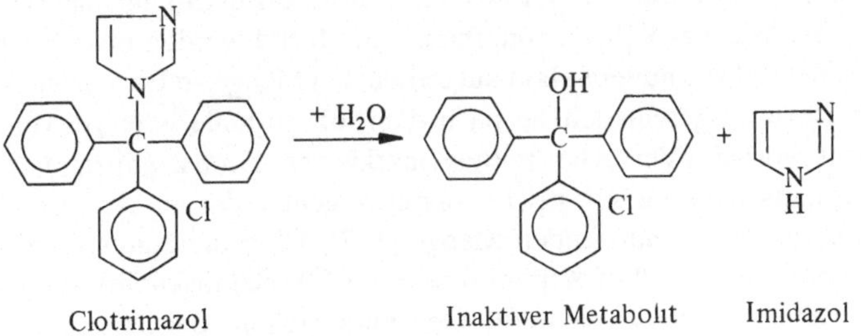

Clotrimazol   Inaktiver Metabolit   Imidazol

Abb. 26. *Hydrolytische Spaltung von Clotrimazol in stark saurer Lösung (Magensaft)*

Die Ausscheidung der Imidazolderivate erfolgt über Galle und Faeces, bzw. über die Niere. Eine Nierenschädigung bedingt keine signifikante Verlängerung der Halbwertzeit; also hat die Gallenausscheidung weit mehr Bedeutung als die Ausscheidung mit dem Harn [209].

Im Harn tritt nur wenig unverändertes Clotrimazol, bzw. Miconazol oder Econazol auf. Am Beispiel des Miconazols wurde gezeigt, daß nach Gabe der markierten Substanz nur etwa 0,15% der Radioaktivität auf unverändertes (antimikrobiell aktives) Miconazol zurückgeht; der Rest besteht aus inaktiven Metaboliten [35].

Die Enzyminduktion beim Menschen durch Clotrimazol, Miconazol und Econazol wurde schon in Abschn. 6.2.1 behandelt.

6.3.2 Lokale Anwendung auf der äußeren Haut

Clotrimazol, Miconazol- und Econazolnitrat werden in 1 und 2%igen Präparationen auf der äußeren Haut des Menschen angewendet. Unter diesen Bedingungen konnte in keinem einzigen Fall eine meßbare antimycetische Aktivität im Plasma festgestellt werden; bei Anwendung markierter Substanzen fehlt meist auch eine meßbare Radioaktivität im Plasma.

Von *Clotrimazol* (^{14}C-Clotrimazol) fand sich z. B. nach Aufbringung von 800 mg einer 1%igen Creme auf 200 cm^2 Hautoberfläche keine Radioaktivität im Serum (8 Versuchspersonen). Im Harn trat im Verlauf von 5 Tagen weniger als 0,5% der auf die Haut aufgetragenen Menge auf, gemessen an der Radioaktivität [51].

Econazolnitrat wird stärker absorbiert als Clotrimazol und auch stärker als Miconazolnitrat. Innerhalb von 30 Std werden etwa 0,1 bis 2% der auf die äußere Haut aufgetragenen Menge an Econazolnitrat im Harn ausgeschieden, je nach dem, ob normale oder gestrippte Haut vorlag (Versuche mittels markierten Econazolnitrats); die Harnausscheidung entspricht ziemlich genau der in die tieferen Hautschichten gelangenden Menge [187]. Über die Hautspiegel an Econazolnitrat soll in Kapitel 8 noch ausführlich diskutiert werden. In Tabelle 10 findet sich eine Gegenüberstellung der Serumspiegel und Ausscheidung von *Miconazol-* und *Econazolnitrat* nach lokaler Anwendung auf normaler und gestrippter Haut. Bei Econazolnitrat

Tabelle 10. Serumspiegel und Ausscheidung von ^{14}C-Miconazol (MICO)-
und ^{14}C-Econazolnitrat (ECO) nach Anwendung auf gesunder normaler und
gesunder gestrippter Haut. Vier Probanden in jeder Gruppe. Beurteilung
aufgrund der gemessenen Radioaktivität. 1 g einer 2%igen Creme wurde auf
28 cm^2 verteilt

	Intakte Haut	Gestrippte Haut
Mittelwert des höchsten Serumspiegels	< 1 ng/ml	MICO 8,4 ng/ml ECO 20 ng/ml
Zeit bis zur Erreichung des höchsten Serumwertes	–	MICO 31 Std ECO 18 Std
Ausscheidung in Harn und Faeces (% der gesamten Dosis)	MICO 0,02 ECO 0,1	MICO 1,1 ECO 3,7
Ausscheidung im Harn (% der gesamten Dosis)	MICO 0,018 ECO 0,073	MICO 0,58 ECO 2,0
Ausscheidung im Stuhl (% der gesamten Dosis)	MICO 0,004 ECO 0,029	MICO 0,49 ECO 1,7

treten höhere Serumspiegel auf, der Peak des Serumspiegels wird
rascher erreicht und es wird prozentual von der aufgebrachten Sub-
stanzmenge mehr in Harn und Faeces ausgeschieden. Diese Ergebnisse beweisen ein besseres Eindringen von Econazolnitrat im Vergleich zu Miconazolnitrat.

6.3.3 Lokale Anwendung am Vaginalepithel

Bei vaginaler Anwendung erfolgt eine stärkere Absorption der Imidazolderivate als bei Anwendung auf äußerer Haut.
Aber weder nach Clotrimazol (100 mg Vaginaltabletten), noch nach
Miconazolnitrat (5 g einer 2%igen Creme), noch nach Econazolnitrat (5 g einer 1%igen Creme oder 50 mg in Form von Ovula) ließ
sich das Auftreten einer antimycetischen Aktivität im Serum nachweisen [37].
Mittels radioaktiv markierter Substanzen wurde festgestellt, daß von
Clotrimazol und Miconazolnitrat etwa 1–3% der in die Vagina einge-
brachten Menge resorbiert werden (Messung der Radioaktivität im
Serum). Von Econazolnitrat wurden mittels gleicher Methodik Re-
sorptionsraten bis zu 7% festgestellt [37, 138, 179].

6.3.4 Schlußfolgerungen

Bei oraler Gabe werden alle Imidazolderivate resorbiert. Es empfiehlt sich die Verabreichung in Form säurefester Kapseln. Therapeutisch aktive Serumspiegel lassen sich mittels intravenöser Injektionen erreichen, wie dies mit Econazol besonders eindrucksvoll gezeigt werden konnte.

Bei lokaler Anwendung auf Haut und Schleimhaut erfolgt zwar eine Resorption der Imidazolderivate, allerdings nur in geringem Maße; systemische antimycetische Aktivitäten treten nicht auf. Die Absorption von Econazolnitrat ist höher als die Absorption von Clotrimazol und Miconazolnitrat.

6.4 Sensibilisierung

6.4.1 Vorbemerkungen

Arzneimittelallergien gehören zu den wichtigsten Problemen der modernen Medizin. Besonders hoch ist die Bedeutung der Medikamente als Kontaktallergene: etwa 30% aller Kontaktallergien gehen auf Arzneistoffe zurück. Die Erfahrungen der letzten Jahrzehnte haben dazu geführt, daß schon in den frühesten Phasen der Entwicklung neuer Arzneistoffe nach dem Sensibilisierungsvermögen der Substanzen geforscht wird. Besonders gilt dies für Wirkstoffe zur lokalen Anwendung, da bekanntlich die lokale Applikation auf entzündlich veränderten Hautstellen leicht zum Eintritt einer Sensibilisierung führt. Näheres bei [169, 170].

Die Entstehung einer Arzneimittelallergie hängt von drei Faktorengruppen ab. Sensibilisierungsbegünstigende *Faktoren von seiten des Arzneimittels* sind in erster Linie hohe Reaktivität mit Proteinen, da hierdurch die Bildung eines Vollantigens begünstigt wird. Die *Art der Kontaktnahme* beeinflußt ebenfalls das Zustandekommen einer Sensibilisierung; besonders ungünstig ist die Arzneistoffanwendung auf der Schleimhaut oder auf mikrobiell besiedelten, entzündlich veränderten Hautstellen. Antimikrobica werden aber widmungsgemäß unter diesen Bedingungen eingesetzt, weshalb hier das Sensibilisierungsvermögen besonders wichtig ist. Die dritte Gruppe von Faktoren besteht in der *Disposition des Patienten*; hierüber ist am wenigsten bekannt.

Die letzte und endgültige Wertung der Sensibilisierungsfähigkeit eines Pharmakons kann erst nach jahrelangem klinischem Einsatz getroffen werden. Experimentelle Untersuchungen liefern jedoch wertvolle Anhaltspunkte und erlauben Vergleiche mit anderen, bereits klinisch eingesetzten Substanzen.

Experimentelle Untersuchungen an Tieren erfolgen am zweckmäßigsten bei Meerschweinchen und Ratten, obzwar auch andere Species hierfür gut geeignet wären. Anwendungstests scheinen nicht zielführend, da sie zu hohe Tierzahlen erfordern. Will man z. B. eine Sensibilisierungsrate von 0,1% als noch tragbar ansehen, so müßten 29.978 Tiere einem Anwendungstest unterzogen werden, bis nach den Gesetzen der Statistik in einem Fall mit Sicherheit eine Sensibilisierung eintritt [94]. Aus dem gleichen Grund haben sich Anwendungstests beim Menschen nicht bewährt, da nur in Ausnahmsfällen so große Kollektive beurteilt werden können (z. B. Massenprophylaxe).

Daher werden experimentelle Untersuchungen über die Sensibilisierungsfähigkeit einer Substanz bei Mensch und Tier unter Ausnützung *maximierender Maßnahmen* durchgeführt [161, 163]. Bei *systemischer* Anwendung sollen zentrale und periphere Adjuvanseffekte ausgenützt und hohe Konzentrationen eingesetzt werden. Bei *lokaler* Anwendung empfiehlt sich ebenfalls die Ausnützung von Adjuvanseffekten mit zusätzlicher Schädigung der Barrière. — Als *periphere Adjuvanseffekte* bezeichnet man die Stimulierung von Makrophagen (Entstehung „zorniger" Makrophagen) durch Schädigung ihrer Lysosomen, woraus ein verringerter Abbau von phagocytierten potentiellen Allergenen resultiert. Damit verbunden ist eine verstärkte Weitergabe von Allergenen in immunologisch reaktiver Form an das immunkompetente System.

Die *zentrale Adjuvanswirkung* besteht in einer unspezifischen Stimulierung der Proliferation vorselektierter Zellklone, was sich in einer erhöhten Bereitschaft zur Antikörperproduktion äußert. (Näheres s. [161]).

6.4.2 Versuche zur systemischen Sensibilisierung am Tier

In eigenen Versuchen wurde geprüft, ob es möglich ist, unter Ausnützung maximierender Maßnahmen Meerschweinchen und Ratten gegen Econazolnitrat zu sensibilisieren. Je 20 Ratten und Meerschweinchen erhielten an zwei aufeinanderfolgenden Tagen 400 mg Econazolnitrat in 0,15 Mol/l NaCl suspendiert zusammen mit 0,5 ml komplettem Freund-Adjuvans intraperitoneal injiziert. 14 Tage später wurde den Tieren 0,05 ml einer 0,1%igen Econazolnitrat-Lösung intracutan injiziert; am 15. Tag wurden wieder 400 mg/kg intraperitoneal gegeben. Bei keinem einzigen Versuchstier ließen sich positive Intracutanteste oder Schockreaktionen feststellen, die den Eintritt einer Sensibilisierung anzeigen würden. – Mittels gleicher Methodik läßt sich bei der überwiegenden Mehrzahl der Versuchstiere eine Allergie beispielsweise gegen Humanalbumin hervorrufen.

6.4.3 Versuche zur lokalen Sensibilisierung am Tier

In weiteren Versuchsreihen wurde nun geprüft, ob es mittels maximierender Maßnahmen, wie durch die Methode nach LEVINE (Anwendung des Wirkstoffes in einem Gemisch von Äthanol, Methylzellosolve und Tween 80) oder durch die Methode nach EHRMANN und RAAB (Barrièreschädigung durch Scarifizieren, Aufbringung des Wirkstoffs zusammen mit komplettem Freund-Adjuvans) möglich ist, bei Meerschweinchen eine Allergie vom Spättyp gegen Econazol-

Tabelle 11. Experimentelle Sensibilisierung von Meerschweinchen im Maximationstest gegen einige wichtige antimikrobielle Substanzen mit Bedeutung in der Lokaltherapie [163]

Substanz	Tierzahl	davon sensibilisiert
Na-Penicillin-G	50	21
Sulfanilamidothiazol	40	27
Erythromycin	35	0
Econazolnitrat	50	0

nitrat hervorzurufen (Lit. bei [163]). Die diesbezüglichen Versuche schlugen sämtlich fehl. Mittels der angeführten Methoden läßt sich hingegen bei 21 von 50 Meerschweinchen eine Sensibilisierung gegen Penicillin erzielen, bzw. bei 27 von 40 Tieren eine Sensibilisierung gegen Sulfanilamidothiazol erreichen [163]. Gegen Erythromycin hingegen ließ sich keine Sensibilisierung erzielen (Tabelle 11). Somit ist vom Tierversuch her eine sensibilisierende Wirkung von Econazolnitrat auszuschließen, zumindest in einem für die externe Therapie relevanten Ausmaß.

6.4.4 Sensibilisierung des Menschen

Clotrimazol, aber auch Miconazol- und Econazolnitrat werden seit vielen Jahren zur äußerlichen Behandlung mycetischer Infektionen der Haut und Schleimhäute des Menschen eingesetzt. Bisher wurden nur 3 Fälle einer Überempfindlichkeit gegen Miconazol bekannt [243].

6.5 Anaphylaktoidie

Zahlreiche Pharmaka besitzten anaphylaktoide Aktivität, d. h., sie sind imstande entweder Histamin aus Mastzellen freizusetzen (anaphylaktoide Aktivität vom zellulären Typ) oder Kinine aus ihren Vorstufen (Globulinen) zu aktivieren (anaphylaktoide Aktivität vom humoralen Typ). Derartige Effekte können sich auch bei lokaler Anwendung durch ein unangenehmes Brennen bemerkbar machen, insbesondere bei Vorliegen einer geschädigten Barrière, wie dies bei starken Entzündungen der Fall ist.

In ihrem klinischen Bild gleichen sich anaphylaktoide („der Anaphylaxie ähnliche“) und allergische Phänomene vom Soforttyp; in der Pathogenese besteht der wesentliche Unterschied darin, daß bei allergischen Reaktionen die Histaminfreisetzung (oder Kininaktivierung) als Folge einer Antigen-Antikörper-Reaktion eintritt. Bei Anaphylaktoidie liegen keine Antikörper vor und die Histaminfreisetzung oder Kininaktivierung ist die Folge einer dosisabhängigen pharmakologischen Reaktion. Tabelle 12 bringt einen Vergleich zwi-

Tabelle 12. Vergleich allergischer und anaphylaktoider Lokalreaktionen (celluläre Anaphylaktoidie)

	Allergisch	Anaphylaktoid
Reaktion bei Erstkontakt	−	+
Latenzzeit nach Erstkontakt	+	−
Vorliegen von Antikörpern (Sofortreaktionen) oder Immunzellen (Spätreaktionen)	+	−
Konzentrations- bzw. dosisabhängige Intensität der Reaktion	−	+
Epicutanteste mit niedrigen Konzentrationen	+	−
Epicutanteste mit hohen Konzentrationen	+	+ oder −[a]
Epicutanteste unter Okklusion auf gestrippter Haut mit höheren Konzentrationen	+	+
Intracutanteste mit *niedrigen* Konzentrationen	+	−
Intracutanteste mit *hohen* Konzentrationen	+	+[b]
Klinisches und histologisches Bild	identisch	
Tachyphylaxie	+	+

[a] Rötung, Schwellung.
[b] Bei Intracutantesten auch entzündliche, knötchenartige Spätreaktion!

schen anaphylaktoiden und allergischen Lokalreaktionen und den hier zur Verfügung stehenden Nachweismethoden.

Unter den Antibiotica und Chemotherapeutica zur lokalen Anwendung finden sich zahlreiche Substanzen mit anaphylaktoider Aktivität vom cellulären Typ [161]. Auffallend ist die vielfach vorhandene Parallele zwischen Basizität einer Substanz und ihrer anaphylaktoiden Aktivität. In Tabelle 13 findet sich eine Zusammenstellung der wichtigsten Antimikrobica zur lokalen Anwendung mit Angabe ihres Stickstoffgehaltes. Dem Stickstoffgehalt nach wäre von den Imidazolderivaten eine geringere anaphylaktoide Aktivität zu erwarten als von Neomycin. Über den Nachweis der anaphylaktoiden Aktivität

Tabelle 13. Stickstoffgehalt einiger lokal anwendbarer Antimikrobica

Substanz	Molekular-gewicht	Zahl der Stick-stoffatome	% Stick-stoff
Neomycin(e)	774	8	15
Gentamicin	450	5	15
Chlormidazol	263	2	11
Clotrimazol	345	2	8
Miconazolnitrat			
Isoconazolnitrat	479	3	9
Miconazol (Base)			
Isoconazol (Base)	416	2	7
Econazolnitrat	445	3	9
Econazol (Base)	382	2	7
Chlorquinaldol	228	1	6
Clioquinol	305	1	6
Haloprogin	361	–	–
Triclosan	290	–	–

des Neomycins in verschiedenen Modellen wurde an anderer Stelle berichtet [161].

Eigene Untersuchungen beschäftigten sich mit einem Vergleich von Econazolnitrat und Neomycin im *Farbstoffverdrängungstest* und im *Rattenmastzellen-Degranulationstest,* zwei klassischen Methoden zur quantitativen Beurteilung einer anaphylaktoiden Aktivität vom cellulären Typ.

Der klassische *Farbstoffverdrängungstest* beruht auf einer Spaltung des metachromatischen Heparin-Toluidinblau-Komplexes durch anaphylaktoide Substanzen. Mit Zugabe steigender Mengen an anaphylaktoider Substanzen tritt die Eigenfarbe des Toluidinblaus immer stärker hervor (Messung bei 614 nm, dem Absorptionsmaximum des Toluidinblaus). In Abb. 27 sind die Ergebnisse des Farbstoffverdrängungstests wiedergegeben: Mit steigenden Mengen an Neomycin oder Econazolnitrat erfolgt eine Absorptionszunahme bei 614 nm. Die anaphylaktoide Aktivität von Econazolnitrat beträgt etwa ein Zehntel der anaphylaktoiden Aktivität von Neomycin.

Beim *Rattenmastzellen-Degranulationstest* werden Suspensionen

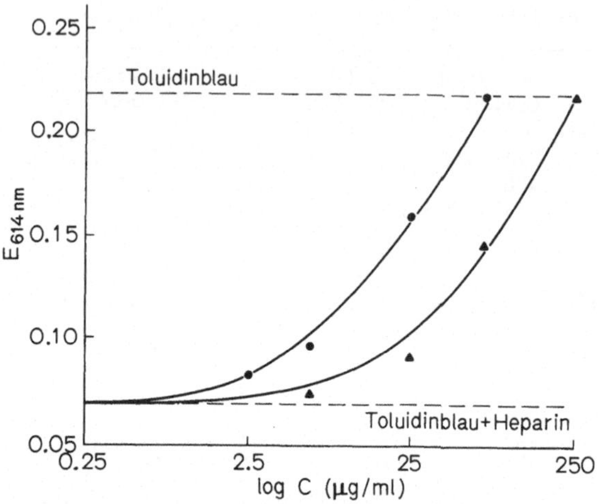

Abb. 27. *Vergleichende Untersuchung von Econazolnitrat* (▲–▲) *und Neo-mycin* (●–●) *im Farbstoffverdrängungstest.* Mit zunehmenden Wirkstoffkon-zentrationen wird aus dem Toluidinblau-Heparin-Komplex immer mehr Toluidinblau freigesetzt, die Absorption bei 614 nm steigt an (nach [164])

überlebender peritonealer Mastzellen mit verschieden konzentrierten Wirkstofflösungen gemischt. Nach 5, 10, 15 und 20 min erfolgt eine morphologische Beurteilung der Mastzellen. Der Prozentsatz degranulierter Mastzellen wird festgestellt (Einzelheiten s. [159, 169, 170]). In Abb. 28 sind die Ergebnisse der vergleichenden Prüfung von Neomycin und Econazolnitrat im Rattenmastzellen-Degranulationstest wiedergegeben. Auch hier ist Econazolnitrat deutlich schwächer wirksam als Neomycin. Die Untersuchung anderer Imidazolderivate in den angeführten Testmodellen brachte im wesentlichen gleiche Ergebnisse. Somit läßt sich feststellen, daß Clotrimazol, Miconazol- und Econazolnitrat eine anaphylaktoide Aktivität aufweisen , daß aber hierdurch die lokale Anwendbarkeit der Imidazolderivate in 1–2%igen Präparationen nicht beeinträchtigt wird. Es ist jedoch wichtig, das Vorliegen einer derartigen Eigenschaft zu kennen. Ergibt sich nämlich einmal der Verdacht auf eine Allergie gegen ein Imidazolderivat, so würden Patch-Testungen mit zu hohen Konzentrationen — wie dies beim Neomycin der Fall war! — über anaphylaktoide Effekte positive Allergieproben vortäuschen. Die ana-

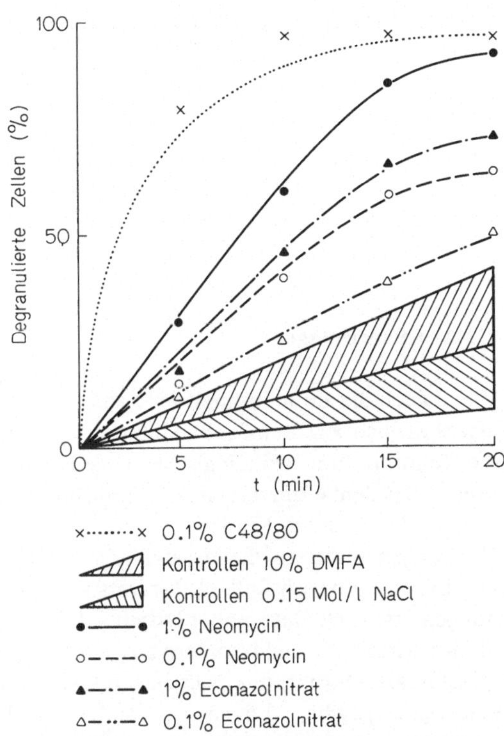

Abb. 28. *Die Degranulierung überlebender Rattenmastzellen durch Neomycin und Econazolnitrat in Abhängigkeit von der Einwirkungszeit.* Neomycin war in 0,15 Mol/l NaCl gelöst, Econazolnitrat in 10% Dimethylformamid (nach [164])

phylaktoide Aktivität der Imidazolderivate erklärt das bei Anwendung auf akuten Läsionen bisweilen auftretende Brennen, welches durch freigesetztes Histamin bedingt ist.

7 Toxikologie der Imidazolderivate

7.1 Vorbemerkungen

Wenn auch die antimikrobiell wirksamen Imidazolderivate heute fast ausschließlich zur Lokalbehandlung eingesetzt werden, so ist doch die Kenntnis ihrer toxikologischen Eigenschaften von großer Bedeutung. Man denke nur an eine irrtümliche orale Einnahme externer Präparationen durch Kinder.

Vorweggenommen sei die Feststellung, daß die Imidazolderivate vergleichsweise atoxisch sind. Im Tierversuch treten Vergiftungserscheinungen erst nach Gabe hoher Dosen auf. Ebenso wie die Polyenantibiotica wirken die Imidazolderivate an Oberflächen von Zellen und subcellulären Strukturen. Naheliegend war nun zuerst zu prüfen, ob eine hämolytische Aktivität vorhanden ist: Konzentrationen zwischen 10 und 150 µg/ml führen jedoch an menschlichen Erythrocyten zu keiner Hämolyse. Die mit Sterolen reagierenden Polyenantibiotica bedingen hingegen eine Hämolyse, da menschliche Erythrocytenmembranen Sterole enthalten, die mit Polyenen reagieren können.

7.2 Systemische Toxizität

Zur Illustration der vergleichsweise geringen Toxizität der Imidazolderivate seien im folgenden die LD_{50} von Econazol bei verschiedenen Tierspecies und verschiedenen Darreichungsformen angeführt:

Maus: oral 520 ± 70 mg/kg, intraperitoneal 370 ± 43 mg/kg, subcutan über 1600 mg/kg, intravenös 113 ± 5 mg/kg;

Ratte: oral 920 ± 80 mg/kg, intraperitoneal 315 ± 39 mg/kg, subcutan über 1600 mg/kg, intravenös 49 ± 1 mg/kg;

Meerschweinchen: oral 252 ± 13 mg/kg.

Beim *Hund* und auch beim *Affen* erfolgt bei oraler Gabe von Dosen über 200 mg/kg Erbrechen, so daß eine LD_{50} nicht festgestellt werden konnte, die intravenöse Gabe von Econazol in einer Dosis von 35 mg/kg bewirkte den Tod von 25% der Versuchstiere (Hunde). Der Tod der Versuchstiere erfolgt unter den Zeichen einer zentralnervösen Stimulation mit Erhöhung des Muskeltonus und tonisch-klonischen Krämpfen (Membraneffekt?).

Die Bestimmung der LD_{50} von fertigen Präparationen mit Imidazolderivaten erbrachte nichts Neues. Die orale LD_{50} einer 1%igen Econazolnitrat-Creme liegt bei 51 g/kg, die des Vehikels bei 115 g/kg (Ratte).

In Serien zur Bestimmung der subakuten und chronischen Toxizität zeigten sich keine spezifischen toxischen Effekte. Die Imidazolderivate — z. B. Clotrimazol — erwiesen sich als nicht mutagen, nicht teratogen und nicht embryotoxisch [220]. Von Clotrimazol wurde das Auftreten einer Enzyminduktion berichtet, aber beim Tier bewirkten auch andere Imidazolderivate Leberschwellung und Veränderungen hepatischer Enzyme. Beim Menschen hingegen ließ sich, wie schon erwähnt, durch Econazol keine Enzyminduktion bei systemischer Anwendung auslösen [50].

7.3 Lokale Toxizität

7.3.1 Haut- und Schleimhautverträglichkeit beim Tier

Langfristige Anwendung von Imidazolderivaten in externen Präparationen (1%, 2%) bei Kaninchen und Hunden führte zu keinerlei lokalen oder systemischen pathologischen Veränderungen.

In 1%igen Präparationen waren alle Imidazolderivate am Kaninchenauge gut verträglich.

Auch die Prüfung der vaginalen Verträglichkeit der Imidazolderivate in Form von Cremes oder Ovula ergab durchwegs eine gute Verträglichkeit; pathologische Symptome waren nicht zu beobachten.

7.3.2 Lichtreaktionen

Durch Untersuchung einer Substanz in vitro läßt sich voraussagen, ob mit dem Auftreten photoallergischer oder phototoxischer Effekte bei lokaler Anwendung zu rechnen ist.

Bestrahlt man eine Substanz in vitro und verschiebt sich das Absorptionsspektrum zur langwelligen Seite, so ist mit photoallergischen Wirkungen zu rechnen (Sulfonamide, halogenierte Salicylanilide). Tritt jedoch Entfärbung ein (Verschiebung des Absorptionsspektrums zur kurzwelligen Seite), so muß an die Möglichkeiten phototoxischer Effekte gedacht werden. Das gleiche gilt, wenn eine Substanz bei Bestrahlung photochemische Transformationen (z. B. von Benzophenon in Isopropylalkohol zu Benzopinacol und Aceton) beschleunigt, wie dies von Porphyrinen, Furocumarinen und Tetracyclinen gezeigt werden konnte.

Lösungen der Imidazolderivate (Clotrimazol, Miconazolnitrat, Econazolnitrat) erwiesen sich jedoch unter Lichteinwirkung in vitro als völlig stabil. Somit ist weder mit phototoxischen noch mit photoallergischen Reaktionen zu rechnen (s. Kap. 8).

Auch im Tierversuch ließen sich durch Aufbringung von Imidazolderivaten auf die äußere Haut und anschließende Bestrahlungen keinerlei Lichtreaktionen auslösen.

7.3.3 Haut- und Schleimhautverträglichkeit beim Menschen

In 1- und 2%iger Konzentration erwiesen sich die Imidazolderivate beim Menschen als ausgezeichnet hautverträglich. Diese Konzentrationen können ruhig mehrmals täglich angewendet werden. Auch Patienten mit bekannten Kontaktallergien vertragen die Imidazolderivate sehr gut; selbst unter den Bedingungen des Patch-Tests zeigten sich keinerlei entzündliche Reaktionen, was einen Ausschluß von Kreuzallergien mit bekannten Kontaktallergenen erlaubt. Solche wären aufgrund der neuartigen chemischen Struktur auch eher unwahrscheinlich.

In höheren Konzentrationen schwindet die gute Verträglichkeit der Imidazolderivate. Zum Beispiel treten bereits bei der Anwendung von 3%igen Econazolnitratpräparationen bei 6% der Testpersonen

Reizungen auf; bei hautempfindlichen Versuchspersonen steigt dieser Prozentsatz auf 11 [213]. 5%ige Präparationen sind noch schlechter hautverträglich. Dies dürfte mit der anaphylaktoiden Wirkung (s. Abschn. 6.5) zusammenhängen.

Auf der Vaginalschleimhaut erwiesen sich 1- und 2%ige Cremes sowie Ovula mit 50, 100 oder 150 mg Wirkstoff als ausgezeichnet verträglich; die Verträglichkeit war ebenso gut wie die der eingesetzten Vehikel, was in einer Doppelblindstudie gezeigt werden konnte.

8 Klinische Pharmakologie topischer Antimikrobika unter besonderer Berücksichtigung der Imidazolderivate

8.1 Vorbemerkungen

Mikrobielle Infektionen sind in allen medizinischen Fachgebieten in Zunahme begriffen; besonders gilt dies für die Mykosen (Näheres in Kap. 9 und 10). Zum Teil gehen diese Zunahmen sogar auf iatrogene Ursachen zurück; paradoxerweise können auch Antimikrobica zu mikrobiellen Infektionen führen, bzw. diese begünstigen.

Die Zunahme der mikrobiellen Infektionen hat die Suche nach immer neuen Wirkstoffen intensiviert. Zur Zeit steht bereits eine Fülle gut wirksamer Substanzen zur Auswahl.

Die engere Auswahl wird aber heute nicht nur von der Seite der Wirksamkeit her getroffen. Immer mehr werden auch andere Gesichtspunkte der klinischen Pharmakologie entscheiden helfen, welches Antimikrobicum oder Antimyceticum verordnet wird. Im folgenden sollen nun ganz allgemein die Forderungen des klinischen Pharmakologen an Wirkstoffe zur lokalen Anwendung diskutiert werden. Dann wird auf die spezifischen Forderungen bei Einsatz von Antimikrobica eingegangen. Abschließend sollen noch die Forderungen an die Zubereitung besprochen werden.

8.2 Physikalische Eigenschaften

Substanzen zur äußerlichen Behandlung sollen farb- und geruchlos sein. Eine Veränderung unter Lichteinwirkung darf nicht erfolgen (s. Abschn. 7.3.2 und 8.5). Weiter beeinflussen die physikalischen Eigenschaften einer Substanz auch ihre Anwendbarkeit in externen Präparationen (s. Abschn. 3.3 und 8.11).

8.3 Hautverträglichkeit

Substanzen zur äußerlichen Anwendung müssen gut hautverträglich sein, auch wenn eine starke Entzündung vorliegt. Ebenso wie von ihren physikalischen Eigenschaften her eignen sich die Imidazolderivate auch aufgrund ihrer ausgezeichneten Haut- und Schleimhautverträglichkeit in 1- und 2%igen Zubereitungen gut zur äußerlichen Behandlung. In niedrigen Konzentrationen entwickeln sich keine unangenehmen Symptome als Folge der anaphylaktoiden Aktivität.

Bei gesteigerter Permeabilität (Auflockerung der Epidermis, Schädigung der Barrière) und bei erhöhter Degranulierungsbereitschaft der Mastzellen im dermalen Bindegewebe können unter Umständen auch schwächer anaphylaktoid wirksame Substanzen zu einer Histaminfreisetzung führen. Dies bedingt ein Aufflammen der Entzündung, Brennen und Juckreiz.

Die anaphylaktoide Aktivität der Imidazolderivate (s. Abschn. 6.5) bedingt sicherlich keine Beeinträchtigung ihrer klinischen Anwendbarkeit. Sonst könnte auch das etwa zehnmal stärker anaphylaktoid wirkende Neomycin nicht so erfolgreich und häufig in der externen Therapie Anwendung finden.

8.4 Sensibilisierung

Vom allergologischen Gesichtspunkt aus werden Antimikrobica zur Lokalbehandlung unter den ungünstigsten Voraussetzungen verwendet. Die Kontaktnahme zwischen chemischer Substanz und Organismus erfolgt in Anwesenheit von Mikroben (Adjuvanseffekte, s. [161, 164]) und bei Vorliegen degenerativer und entzündlicher Veränderungen (s. Abschn. 6.4.1).

Zahlreiche Erfahrungen lehren, daß alle Wirkstoffe bei lokalem Einsatz auf der Haut oder auf der Schleimhaut die höchsten Sensibilisierungsraten aufweisen [169]. Sulfonamide und Penicilline werden aus diesem Grund heute in der Lokaltherapie nicht mehr verwendet (s. Abschn. 1.3 und 2). Antibiotica treten an Bedeutung für die Lokaltherapie immer mehr zurück, bedingt durch die steigenden Sensibilisierungsraten und die zunehmende Resistenz der Mikroben. Eine Ausnahme dürften nur die Makrolidantibiotica mit Polyenstruktur darstellen, von denen erst ganz wenige Fälle einer Sensibilisierung bekannt geworden sind. Ein nicht zu den Makroliden gehörendes Tetraen, Variotin, hingegen führt häufig zur Sensibilisierung [135]. Experimentelle Versuchsserien an Tieren (s. Abschn. 6.4), klinisch experimentelle Untersuchungen und langjährige klinische Erfahrungen ergaben übereinstimmend, daß die Imidazolderivate Clotrimazol, Miconazol- und Econazolnitrat praktisch *nicht* zu Allergien führen. Diese Tatsache ist in Anbetracht der häufigen Arzneimittelsensibilisierung bei lokaler antimikrobieller Therapie besonders zu betonen.

8.5 Lichtreaktionen

Substanzen zur lokalen Anwendung auf der äußeren Haut sollten weder photoallergische noch phototoxische Reaktionen auslösen.

Tabelle 14. Phototoxische und photoallergische Reaktionen durch antimikrobielle Substanzen

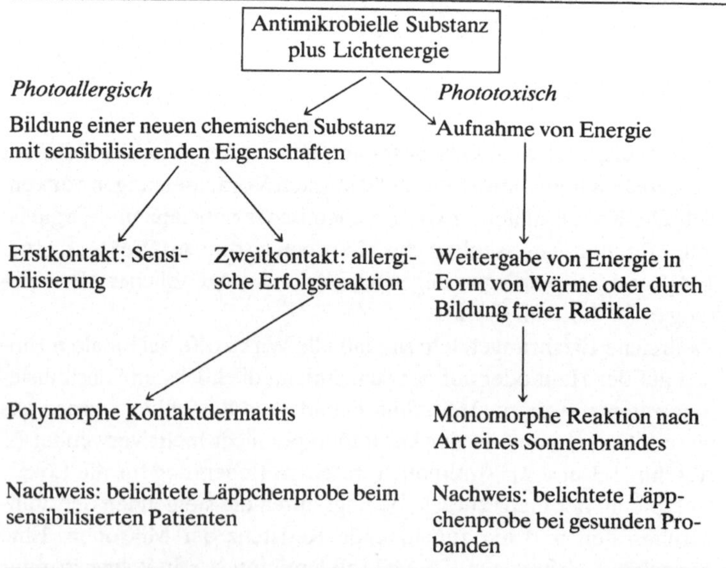

Die unterschiedliche Pathogenese phototoxischer und photoallergischer Reaktionen ist in Tabelle 14 schematisch dargestellt.

In jedem Fall ist eine Veränderung der aufgebrachten Substanz unter Lichteinwirkung (Sonnenbestrahlung) Voraussetzung für den Eintritt unerwünschter Licht- oder Ultraviolettreaktionen. In einem Fall entsteht eine neue, stark sensibilisierend wirkende Verbindung, im anderen Fall wird Energie aufgenommen und auf Hautzellen übertragen.

Lichtreaktionen sind bei Anwendung von Imidazolderivaten auszuschließen. Clotrimazol, Miconazol- und Econazolnitrat bleiben unter Licht und Ultraviolettbestrahlung stabil; es treten keinerlei Veränderungen ein (s. Abschnitt 7.3.2).

8.6 Wechselwirkungen mit Substanzen der Hautoberfläche

Arzneistoffe zur äußerlichen Anwendung sollen in ihrer therapeutischen Aktivität durch Substanzen der Hautoberfläche keine Hemmung erfahren.

Bei den Imidazolderivaten besteht zwar eine Proteinreaktivität, jedoch ist diese nur gering ausgeprägt (s. Abschn. 4.4.2). Eine therapeutisch störende Wechselwirkung mit Lipiden tritt erst bei Vorhandensein größerer Mengen an Lipiden ein. Unter den Bedingungen der dermatologischen Therapie lassen sich Wirkungsbeeinträchtigungen durch Hautoberflächenlipide und -proteine ausschließen (s. Abschn. 4.4.3).

8.7 Penetration und Absorption

Ideal wären Wirkstoffe zur lokalen Anwendung, die gut penetrieren, aber nicht absorbiert werden. Man fordert also ein gutes Eindringungsvermögen in die tieferen Hautschichten, möchte aber eine Aufnahme in das Gefäßsystem, bzw. einen Abtransport in den Organismus vermeiden. Eine derartige Forderung ist praktisch unerfüllbar.

Wichtig ist jedoch gerade bei den antimikrobiellen Wirkstoffen eine gute Penetration, die wirksame Konzentrationen auch in tieferen Hautschichten garantiert. Die Notwendigkeit antimikrobiell wirksa-

Tabelle 15. Konzentrationen von Clotrimazol und Econazolnitrat in verschiedenen Hautschichten nach topischer Anwendung 1%iger Präparationen (nach [141, 187])

Hautschicht	Tiefe	Clotrimazol	Econazolnitrat
Stratum corneum	–	1000 µg/ml	1000 µg/ml
Barrièrezone	0,05 mm	200 µg/ml	200 µg/ml
Rete Malpighi	0,1 mm	30 µg/ml	50 µg/ml
Stratum basale	0,2 mm	20 µg/ml	25 µg/ml
Obere Dermis	0,3 mm	10 µg/ml	8 µg/ml
Mittlere Dermis	0,6 mm	2 µg/ml	4 µg/ml
Tiefe Dermis	1,0 mm	–	0,3 µg/ml

mer Konzentrationen in tieferen Schichten läßt den Einsatz von Substanzen mit hohen minimalen Hemmkonzentrationen (z. B. Salicylsäure mit Hemmkonzentrationen zwischen 2 und 3 mg/ml [189]) als Antimikrobica äußerst problematisch erscheinen.

Von Clotrimazol und Econazolnitrat konnte nachgewiesen werden, daß in den tieferen Epidermisschichten mikrobicide und – in der Dermis – mikrobistatische Konzentrationen erreicht werden (Tabelle 15). Die angeführten Werte wurden aus der Strahlung radioaktiv markierter Imidazolderivate errechnet [51, 141, 187]. Im Falle des Econazolnitrates wurde zusätzlich der Nachweis erbracht, daß es sich um antimikrobiell aktive Substanz und nicht um Metabolite handelt, die in den tieferen Hautschichten vorliegen [186].

Bei Berücksichtigung der Notwendigkeit antimikrobiell wirksamer Konzentrationen in tieferen Hautschichten wird klar, warum Econazol als Spitzenprodukt aus der Reihe der Imidazolderivate anzusehen ist: Diese Substanz weist die höchste antimikrobielle Aktivität auf und zeigt die beste Penetration (s. Abschn. 3.4.3 und 6.3). Aus einem Lack kann Econazol sogar in den kranken Nagel penetrieren [186]. Verbunden mit guter Penetration ist naturgemäß auch eine stärkere Absorption. Die Absorption von Econazol und seinen Metaboliten ist ebenfalls höher als die Absorption der anderen Imidazolderivate (s. Abschn. 6.3).

Penetration und Absorption sind bei entzündlich oder degenerativ veränderter Haut höher als bei gesunder Haut. Bei therapeutischem

Einsatz von Imidazolderivaten ist mit gut antimycetisch und antibakteriell wirksamen Konzentrationen in den tieferen Hautschichten zu rechnen. Dies erklärt die hohe therapeutische Wirksamkeit der Imidazolderivate selbst bei lange bestehenden, gegen andere Antimikrobica bisher resistenten Fällen.

8.8 Systemische Anwendung

Substanzen für die lokale Anwendung sollten nicht in der systemischen Therapie eingesetzt werden — und umgekehrt. Diese Forderung gilt allerdings nur für Arzneistoffe, die zu Sensibilisierungen führen. Wird ein Patient durch lokale Wirkstoffanwendungen sensibilisiert, so kann bei einer späteren systemischen Verabreichung des gleichen oder eines chemisch ähnlich strukturierten Wirkstoffes eine bedrohliche allergische Reaktion auftreten. Aus diesem Grund wird in manchen Ländern von den Registrierungsbehörden eine strenge Trennung der Antibiotica in solche zur systemischen und in solche zur lokalen Behandlung vorgenommen.
Clotrimazol, Miconazol und Econazol werden in erster Linie in der Lokalbehandlung eingesetzt. Sensibilisierungen traten praktisch keine auf (s. Abschn. 8.4). Außerdem erfolgen systemische Anwendungen nur ganz selten (s. Kap. 11). Somit bestehen also bei den Imidazolderivaten von seiten des Allergologen keine Bedenken gegen den Einsatz in der Lokalbehandlung.

8.9 Anwendung in der Tiermedizin und in der Lebensmittelindustrie

Die Forderung nach dem Verbot der Verwendung von Substanzen der Humantherapie in der Tiermedizin und in der Lebensmittelindustrie geht auf zwei Überlegungen zurück: Einerseits sollten Sensibilisierungen und Auslösungen allergischer Reaktionen durch Fleisch, Milch und Lebensmittel vermieden werden, andererseits sollten bestimmte Antimikrobica ausschließlich der Medizin vorbehalten bleiben, um die Resistenzentwicklung der Keime durch breiten Einsatz der Wirkstoffe nicht zu beschleunigen.
Die erstgenannte Überlegung trifft auf die Imidazolderivate wegen

praktisch der fehlenden Sensibilisierung nicht zu. Die zweite Überlegung wurde in erster Linie mit Blickrichtung auf die Antibiotica angestellt. Bei den Imidazolen hat sich seit ihrer Einführung in die Humantherapie vor fast 10 Jahren die Resistenzlage der Bakterien und Pilze nicht geändert (s. Abschn. 4.3). Also bestehen keine Bedenken gegen eine Verwendung von Imidazolderivaten in der Tiermedizin oder in der Lebensmittelindustrie.

8.10 Spezielle klinisch-pharmakologische Gesichtspunkte bei lokal anwendbaren Antimikrobika

8.10.1 Allgemeines

Sämtliche bisher angeführten Forderungen des klinischen Pharmakologen an Wirkstoffe zur lokalen Anwendung gelten selbstverständlich auch für lokale Antimikrobica. Besonders zu betonen sind die Forderungen nach guter Verträglichkeit und niedriger Sensibilisierungsrate. Auf infizierten Läsionen besteht, wie bereits erwähnt, ein besonders hohes Risiko hinsichtlich Aufflammreaktionen und Eintritt einer Sensibilisierung.
Über die bisher diskutierten Forderungen hinaus ergeben sich bei lokaler Anwendung von Antimikrobica noch einige besondere Punkte.

8.10.2 Ausmaß und Spektrum der Aktivität

Von Antimikrobica zur lokalen Anwendung ist der Nachweis der Wirksamkeit in vivo, unter den Bedingungen der praktischen Therapie Voraussetzung. Darüber hinaus ist eine möglichst hohe Aktivität (niedrige minimale Hemmkonzentrationen) zu fordern, da in den tieferen Hautschichten meist nur geringe Wirkstoffkonzentrationen erreicht werden (s. Abschn. 8.7). Diese Forderung ist von den Imidazolderivaten erfüllt. Viel diskutiert wird die Frage nach der günstigsten Art des antimikrobiellen Spektrums lokaler Wirkstoffe. Es wurde oft die Meinung vertreten, daß Substanzen mit ganz enger spezifischer Wirkung gegen eine bestimmte Keimart an günstigsten wären; hier erfolge dann keine allzu tiefgreifende Störung der mikrobiellen Gleichgewichte und unerwünschte Wirkungen durch Überwucherung anderer Keimstämme könnten vermieden werden. Zweifellos ist diese Argumentation richtig. Voraussetzung für die Anwendung von Antimikrobica mit engem Spektrum ist allerdings, daß die pathogenen Keime bekannt sind und daß eben nur eine Keimart auf der zu behandelnden Läsion vorliegt. In vielen Fällen läßt sich aus dem klinischen Bild und der nativen Untersuchung die Keimart mit einer gewissen Sicherheit feststellen; meist erkennt man nach den neuesten Forschungsergebnissen der Hautoberflächenpathologie allerdings nur die *vorherrschende* Keimart, Mischinfektionen sind häufig (s. Abschn. 9.4). Eine Sicherung der mikrobiologischen Diagnose (Pilze und/oder Bakterien) ist nur durch aufwendige Untersuchungen in der Kultur möglich.

Mykologische Nativuntersuchungen erlauben nicht so ohne weiteres zu entscheiden, ob Dermatophyten oder Hefen vorliegen (s. Kap. 10). Aus den genannten Gründen gehen die Bestrebungen immer mehr zur Anwendung breit wirksamer Antimycetica. In der Lokaltherapie bevorzugt man heute Wirkstoffe, die mit Sicherheit gegen alle humanpathogenen Pilze aktiv sind. Hierdurch sollen Therapieversager vermieden werden, wenn aus dem klinischen Bild und der Nativuntersuchung eine Fehlinterpretation resultiert. In diesem Zusammenhang ist zu betonen, daß die Imidazolderivate Clotrimazol, Miconazol- und Econazolnitrat gegen alle humanpathogenen Pilze wirksam sind.

Die Forderung nach Breitspektrumantimycetica hat bei Fällen von Doppelinfektionen oder nebeneinander bestehenden Infektionen mit verschiedenen Pilzarten besondere Berechtigung. Der Arzt ist immer bemüht, dem Patienten selbst bei mehreren Läsionen nur *eine* Präparation zu verordnen.

Länger bestehende Pilzinfektionen weisen regelmäßig eine Besiedelung mit Bakterien (Staphylokokken) auf; diese Feststellung gilt für Dermatophytosen ebenso wie für Candidosen. Wenn auch die Staphylokokken hier nicht als primäre Krankheitserreger anzusprechen sind, so tragen sie doch zur klinischen Symptomatik bei und verhindern die Abheilung der Läsion. Wirkstoffe mit gleichzeitiger Aktivität gegen Pilze *und* Staphylokokken werden rascher und sicherer zu einem vollen therapeutischen Erfolg führen. Auf der anderen Seite wurde bewiesen, daß Stoffwechselprodukte von bestimmten Pilzstämmen das Wachstum und die Pathogenität von Staphylokokken fördern (s. oben); umgekehrt begünstigen Staphylokokken das Wachstum und die Pathogenität verschiedener Pilzstämme (Einzelheiten in Kap. 9).

Diese Tatsachen führten zu einer Erweiterung der Forderung nach möglichst breitem Aktivitätsspektrum von Antimycetica: Es soll möglichst auch eine Aktivität gegen Staphylokokken bestehen. Eine Wirksamkeit gegen gramnegative Keime scheint weniger wichtig, da diesen Bakterien auf der Hautoberfläche nur geringe Bedeutung zukommt (s. Kap. 9).

Man darf sich nun nicht vorstellen, daß die lokale Anwendung von Breitspektrumantimikrobica zu einer Art Sterilisierung der Haut- oder Schleimhautoberfläche führt. Es werden nur die Keimzahlen vermindert. Echte pathogene Stämme allerdings werden völlig verdrängt, ein Effekt, an dessen Zustandekommen die zurückgekehrten normalen Saprophyten der Hautoberfläche nicht unbedeutenden Anteil haben.

Die Imidazolderivate Clotrimazol, Miconazol- und Econazolnitrat weisen über ihr breites antimycetisches Spektrum hinaus auch noch eine Aktivität gegen grampositive Bakterien, also auch gegen Staphylokokken auf.

Für das Fachgebiet der Gynäkologie besteht die Forderung, daß Wirkstoffe zur Behandlung der Kolpitis möglichst eine Aktivität gegen grampositive Bakterien, gegen Hefen und gegen Trichomonaden aufweisen sollten. Die Imidazolderivate werden dieser Forderung gerecht.

8.10.3 Resistenz und Toleranz

Vor lokalen Wirkstoffanwendungen ist es in der Regel nicht möglich, eine genaue Erregeruntersuchung in der Kultur mit Antibiogramm vorzunehmen. Zumindest muß die Behandlung vor dem Vorliegen derartiger Untersuchungsergebnisse begonnen werden. Aus diesem Grund bevorzugt man *sicher wirksame* Antimikrobica, d. h., daß möglichst keine Keimresistenz vorliegen darf.

Bei den Imidazolderivaten ist die Forderung erfüllt; primär resistente Keimstämme wurden noch nicht aufgefunden, Resistenzzüchtungen im Laboratorium verliefen bisher erfolglos (s. Abschn. 4.3).

106

8.11 Klinische Pharmakologie der Präparation

8.11.1 Allgemeines

Es obliegt dem Arzt, bei der Lokaltherapie den von ihm ausgewählten Wirkstoff in lokalisations-, erkrankungs- und hauttypgerechten Vehikeln einzusetzen. Aus diesem Grund sollte jeder Wirkstoff in mehreren Formen angeboten werden (Salbe, Creme, Lotion, Puder, Tinktur).

Für alle galenischen Zubereitungsformen eines Wirkstoffes ist nachzuweisen, daß der Wirkstoff in aktiver und stabiler Form vorliegt und unter den Bedingungen der externen Therapie an und in die Läsionen abgegeben wird (Bioverfügbarkeit).

Die galenischen Zubereitungsformen enthalten nicht nur Wirkstoff und Vehikel, sondern auch noch Hilfsstoffe, insbesondere Konservierungsmittel. Ohne derartige Zusätze kommt der Galeniker nur in den seltensten Fällen aus (selbststerilisierende Grundlagen). Da die bisher entwickelten konservierungsstoffreien Grundlagen nicht immer gut vertragen werden, kehrt man heute zu den Konservierungsstoffen zurück.

Zweifellos gibt es Empfindlichkeits- und Überempfindlichkeitsreaktionen gegen Konservierungsstoffe und Emulsionsstabilisatoren in dermatologischen Präparationen. Doch wurde dieses Problem vielfach übertrieben. In Kosmetica z. B. werden NIPA-Ester (Parabene) heute weltweit so reichlich eingesetzt, daß sie nach Wasser den zweiten Platz unter den Inhaltsstoffen von Kosmetica einnehmen [111].

Wesentlich ist die *komplette Deklarierung* sämtlicher Inhaltsstoffe von Externa. Erstens lassen sich bei bekannten Empfindlichkeits- oder Überempfindlichkeitsreaktionen gegen Konservierungs- oder Hilfsstoffe in galenischen Zubereitungen unerwünschte Reaktionen vermeiden; zweitens kann die Pathogenese allfälliger unerwünschter Reaktionen bei klinischer Anwendung rasch geklärt werden.

8.11.2 Wechselwirkungen

Extern anzuwendende Präparationen bestehen aus Wirkstoff, Grundlage und Hilfsstoffen. Wechselwirkungen dieser Komponenten, die eine Verringerung der Aktivität des Wirkstoffes bedingen, müssen ausgeschlossen werden. Meist wird dies schon im Rahmen der Untersuchungen zur Bioverfügbarkeit durchgeführt.

Mitunter erweist es sich aufgrund klinischer Besonderheiten als günstig, Präparationen mit mehr als einem Wirkstoff einzusetzen. Auf keinen Fall darf einfach eine magistrale Mischung versucht werden (Mischung zweier verschiedener Präparationen, Einarbeitung eines weiteren Wirkstoffes in ein Externum). In solchen Fällen wäre die Wirksamkeit, wie sie vom Therapeuten gewünscht wird, nicht mehr gegeben.

Zu den in der externen Therapie am häufigsten verwendeten Wirkstoffkombinationen gehören Präparationen, die ein Antimikrobicum und ein Glucocorticoid enthalten. Diesen Kombinationen soll der folgende Abschnitt gewidmet sein.

8.11.3 Kombination von Imidazolderivaten und Glucocorticoiden

Vor dem gemeinsamen Einsatz von Antimikrobica und Glucocorticoiden ist zunächst einmal in vitro und in vivo zu prüfen, ob nicht eine gegenseitige Wirkungsabschwächung eintritt.

Auf die möglichen Wechselwirkungen und die Möglichkeit ihres Ausschlusses wurde schon an anderer Stelle hingewiesen (s. Abschn. 4.4.4). Zum Beispiel kann Econazolnitrat zusammen mit Triamcinolonacetonid (Konzentrationsverhältnis 10:1) bedenkenlos angewendet werden: Die antimikrobielle Aktivität und Penetration des Imidazolderivates erfährt hierbei genau so wenig eine Beeinträchtigung wie die Penetration und Wirksamkeit des Glucocorticoids [36, 167]. Die Anwesenheit höherer Konzentrationen an Steroid wäre ungünstig; auch sollte besser auf doppelt fluorierte Glucocorticoide verzichtet werden.

Die zweite Frage, die zu beantworten ist, ist das Verhalten von Hautoberflächenkeimen unter der Einwirkung einer Kombination von Antimikrobicum und Glucocorticoid. Diesbezügliche Untersuchungen liegen bereits vor: An menschlicher Haut wurden Infektionen mit Staphylococcus aureus oder Candida albicans gesetzt und mit einer Neomycin/Gramicidin/Nystatin/Triamcinolonacetonid-haltigen Präparation unter Occlusionsbedingungen beschickt. Hernach erfolgten Keimzahlzählungen (Tabelle 16). Aus den Untersuchungen

Tabelle 16. Humanpharmakologische Untersuchungen zur Beeinflussung der Aktivität lokal angewendeter Antibiotica durch Glucocorticoide (nach [115])

Vorbehandlung	Keimzahl
1. Infektion mit Candida albicans	
Nystatin und Triamcinolonacetonid	0
Nystatin allein	0
Triamcinolonacetonid allein	16 630
Grundlage	29 560
–	16 470
2. Infektion mit Staph. aureus	
Neomycin/Gramicidin und Triamcinolon-acetonid	80 000 (10 von 13 Läsionen steril)
Neomycin/Gramicidin	20 000 (8 von 13 Läsionen steril)
Triamcinolonacetonid	40×10^6
Grundlage	24×10^6
–	25×10^6

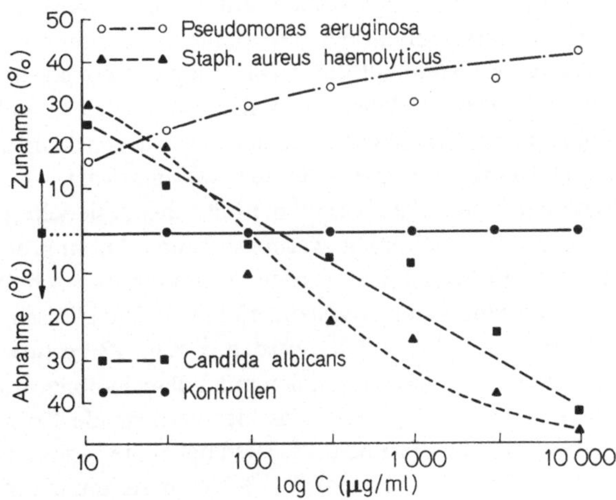

Abb. 29. *Sauerstoffverbrauch ruhender Bakterien oder Hefen* unter der Einwirkung von Glucocorticoiden (wasserlöslichen Glucocorticoidester) in verschiedenen Konzentrationen

geht hervor, daß die Anwesenheit des Glucocorticoids keine Beeinträchtigung der antimikrobiellen Effektivität der Antibiotica bewirkt. Bei den Versuchen mit Staphylokokken zeigt sich, daß die Anwesenheit des Glucocorticoids allein zu einer Erhöhung der Keimzahl im Vergleich zu den mit Grundlage behandelten Teststellen führt [115]. Dieser Effekt kommt entweder über eine Hemmung der Infektabwehr oder über eine direkte Stimulierung des Bakterienstoffwechsels zustande [158]. Denn Glucocorticoide in *niedrigen* Konzentrationen führen zu einer Stimulierung des Stoffwechsels von Staphylococcus aureus und Candida albicans ebenso wie von Pseudomonas aeruginosa (Abb. 29) – Die mit zunehmenden Glucocorticoidkonzentrationen deutlicher werdende Stoffwechselaktivität der Pseudomonaden erklärt sich mit einer Metabolisierung des Esteranteils (Succinat) des verwendeten Steroids.

Wenn auch die Anwesenheit des Glucocorticoids in den oben geschilderten Versuchen zu einer Erhöhung der Keimzahl unter dem Occlusionsverband führte, so war nur eine ganz schwache klinische Reaktion vorhanden. An den mit Salbengrundlage behandelten Kontrollstellen lag ebenso wie an unbehandelten Testarealen eine stark entzündliche Reaktion vor [115]. Glucocorticoide unterdrücken also die entzündliche Infektbeantwortung und können unter Umständen trotz Weiterbestehens der Infektion eine Heilung vortäuschen. Auch aus diesem Grund gilt die Anwendung von Glucocorticoiden bei infektiösen Hautveränderungen als kontraindiziert, außer es wird zusammen mit den Glucocorticoiden ein sicher wirkendes Antimikrobicum (Breitsprektrumantimicrobicum) eingesetzt.

Betrachtet man die Vielzahl der mikrobenbesiedelten Hautveränderungen, so versteht man, warum so häufig Antimikrobica mit Glucocorticoiden kombiniert werden: Antimikrobica schirmen gegen die unerwünschten Glucocorticoideffekte ab. Die klinischen Aspekte der kombinierten Behandlung werden in Kap. 13 besprochen.

Econazolnitrat wird zusammen mit Triamcinolonacetonid in der Lokalbehandlung eingesetzt; das hier vorliegende Konzentrationsverhältnis von 10:1 (1 und 0,1%) bedingt keine gegenseitige Wirkungsbeeinträchtigung. Miconazol (2%) wird zusammen mit Hydrocortison (1%) eingesetzt. Experimentelle Untersuchungen mit dieser Kombination liegen nicht vor.

9 Mikrobielle Infektionen des Menschen

9.1 Allgemeines

Unter mikrobiellen Infektionen versteht man Infektionen durch Bakterien und Pilze. Mikrobielle Infektionen können sich auf die Körperdecke beschränken (Haut und Schleimhaut) oder tiefer liegende Organe ergreifen.

Ein wesentlicher Faktor beim Zustandekommen jeder Infektion ist die Disposition des Makroorganismus (Abwehrlage); diese Feststellung gilt auch für die oberflächlichen Infektionen. Weiter hängt das Zustandekommen der Infektion von der Art der Keime, von der Virulenz der Keime und auch von der Zahl der Keime ab.

Nach der Art der Wechselwirkungen zwischen Keimen und Makroorganismus unterscheidet man parasitäre Infektionen mit stark entzündlicher Abwehrreaktion und saprophytäre Infektionen ohne Reaktion des Makroorganismus. Eine Zwischenstellung nehmen die sich auf die Körperdecke beschränkenden „Infektionen" durch „fakultativ pathogene Keime" ein. In der Regel handelt es sich bei diesen fakultativ pathogenen Keimen um Saprophyten, die aber in so großer Zahl auftreten („Kolonisierung"), daß sie unter Umständen die Abheilung von Läsionen verhindern. Definitionsgemäß leben Saprophyten von totem Material; die Stoffwechselprodukte solcher Saprophyten können aber zu toxischen oder allergischen Entzündungen führen.

Bei den Infektionen der Körperdecke bereitet es häufig Schwierigkeiten, *primäre* und *sekundäre* Infektionen zu unterscheiden. Klassische Bilder wie z. B. eine Impetigo lassen sich allerdings von einer sekundären „Kolonisierung" entzündlicher oder degenerativer Hautveränderungen durch Staphylokokken gut abgrenzen. Ob allerdings bei einer „Kolonisierung", also bei einem überreichlichen Vorhandensein an und für sich apathogener Saprophyten auf Läsionen eine antimikrobielle Behandlung durchgeführt werden muß, ist nicht so ohne weiteres zu entscheiden. Im Zweifelsfall sollte aber doch antimikrobiell behandelt werden; die empfohlene Keimzahlzählung pro cm^2, anhand der die Unterscheidung zwischen infiziertem Ekzem und kolonisiertem (sekundär infiziertem) Ekzem zu treffen ist [109], kann unter den Bedingungen der Praxis nicht durchgeführt werden.

Auch bei den Pilzinfektionen unterscheidet man parasitäre Erkrankungen und saprophytäre Mykosen; eine Zwischenstellung nehmen die sog. „opportunistischen Mykosen" ein, an deren Zustandekommen Faktoren von seiten des Organismus von weit größerer Bedeutung sind als die Myceten selbst. An der Körperoberfläche sind Dermatophyten praktisch immer als Erreger einer echten Infektion anzusehen; Hefen und Schimmelpilze hingegen treten meist nur im Rahmen einer sekundären Infektion geschädigter Hautstellen auf. Über die verschiedenen Arten solcher für opportunistische Mykosen disponierenden Schädigungen wird in Kapitel 10 referiert.

In unseren Breiten sind systemische Pilzinfektionen praktisch immer als opportunistische Mykosen anzusehen. In den Tropen gibt es auch echte Systemmykosen („tropische Mykosen").

An rein saprophytären Erkrankungen der Haut durch Bakterien oder Pilze kennt man das Erythrasma — Erreger ist ein Corynebakterium – und die Pityrriasis versicolor (Erreger: Pityrosporum furfur). Die Mikroben bedecken nicht entzündliche Hautflächen wie ein Rasen. Eine Abwehrreaktion des Makroorganismus erfolgt nicht. Allerdings produzieren die Keime Toxine, die z. B. die Pigmentbildung schädigen können.

Saprophyten auf entzündlich veränderten Läsionen — z. B. an Stellen eines Kontaktekzems — sind anders zu bewerten als Saprophyten auf gesunder Haut. Auch wenn hier die Keime nicht Ursache der primären Entzündung waren wie z. B. bei einer Impetigo, können sie die Hautentzündung weiter unterhalten (Verhinderung der Abheilung) und sogar zu Infektionen anderer Individuen führen [109]. In so einem Fall besteht die Indikation zur antimikrobiellen Therapie. Auf der anderen Seite ist die menschliche Hautoberfläche reich an Saprophyten (s. später), die sogar einen wichtigen Teil der natürlichen Infektabwehr darstellen. Hier vom klinischen Gesichtspunkt durchzufinden, Infektionen und Kolonisierungen richtig zu bewerten und die Entscheidung hinsichtlich der Behandlungsbedürftigkeit zu fällen, ist oft außerordentlich schwierig.

9.2 Zunahme mikrobieller Infektionen an Körperoberflächen

Aus allen Fachgebieten der Medizin wird eine Zunahme der mikrobiellen Infektionen verzeichnet. Dies gilt ganz besonders für die oberflächlichen Haut- und Schleimhautinfektionen.

Unter den echten Infektionen, die von den Sekundärinfektionen abgetrennt werden müssen [159], stehen die Pilzerkrankungen an erster Stelle. Als Ursache für die Zunahme der Mykosen kommen zahlreiche Faktoren in betracht (s. Abschn. 10.2). Zum Teil bedingen die gleichen Faktoren auch eine Zunahme bakterieller Infekte. Primäre, bakterielle Infektionen der Haut oder Schleimhaut, also Pyodermien im engsten Sinn, werden in den meisten Fällen genauso behandelt wie Infektionen innerer Organe. Lokale Maßnahmen sind in der Regel unzureichend.

Sekundäre, bakterielle Infektionen entzündlicher Hautläsionen sind schwer zu bewerten; sie können in echten Infektionen mit pathogenen Erregern bestehen oder durch eine hochgradige Vermehrung von Hautsaprophyten bedingt sein. Die Unsicherheit hinsichtlich der Pathogenität erkennt man schon aus der Bezeichnung „fakultativ pathogene Erreger".

Die eigentlichen Saprophyten der Hautoberfläche wurden in den letzten Jahren eingehend studiert. 40–80% der vorliegenden Staphylokokken weisen „antibiotische" Aktivität auf, d. h. sie hemmen das Wachstum pathogener Keime; so war z. B. in einer chirurgischen Abteilung ein gegen die wichtigsten Antibiotica resistenter Staphylokokkenstamm hochempfindlich gegen die Stoffwechselprodukte eines Hautsaprophyten [117, 201].

Zu den Saprophyten der Hautoberfläche gehören Staphylokokken (Staph. aureus, Staph. albus), ß-hämolytische Streptokokken (z. B. auf der Haut jedes fünften Kindes nachweisbar), diphtheroide Stäbchen, in tieferen Schichten auch Mikrokokken und Lactobacillen [34, 75, 77, 131, 201].

Gramnegative Organismen besitzen als Saprophyten der Hautoberfläche nur untergeordnete Bedeutung [77, 114]; sie benötigen wesentlich mehr Wasser als grampositive Bakterien. Aus diesem Grund können sich — zumindest in unseren Breiten — gramnegative Anflugkeime nur kurz halten. Weiter werden gramnegative Keime durch Ansäuerung gehemmt; der normale pH-Wert der Hautoberfläche verhindert weitgehend ein Überleben von gramnegativen Stäbchen. Bei erhöhter Hautfeuchte, z. B. bei starkem Schwitzen, liegen auch gramnegative Keime auf der Haut vor. Dies konnte in den Tropen bestätigt werden [114]. In Intertrigobereichen finden sich bei fast der Hälfte aller Menschen gramnegative Stäbchen, allerdings in ganz geringer Zahl. Eine Störung der grampositiven Keime (antimikrobielle Deodorantien) begünstigt die Vermehrung der gramnegativen Keime.

Bei Anstieg der Hautfeuchte durch Entzündungen (Ekzeme) treten vereinzelt gramnegative Keime auf [210]. Eine pathogenetische Bedeutung kommt ihnen aber nicht zu; bei Abheilung der Läsionen verschwinden sie wieder. In einzelnen Prüfkollektiven lagen nach Abheilung der Effloreszenzen bei einem höheren Prozentsatz der Patienten gramnegative Keime vor als zum Zeitpunkt der voll entwickelten Läsionen [74, 75]. Den vorliegenden Beobachtungen nach muß den gramnegativen Keimen auf der Hautoberfläche eine pathogenetische Bedeutung abgesprochen werden.

Die Zahl der pro cm^2 Hautoberfläche vorhandenen Saprophyten richtet sich nach dem Feuchtegrad und damit nach individuellen Faktoren; bei ein und derselben Person wiederum variiert die Zahl je nach Hautstelle. So liegen z. B. an der Hüfte 600, am Oberschenkel 1900, an der Stirn 30000, in der Axilla 1350000 und in den Zwischenzehenräumen 7600000 Keime/cm^2 vor [115]. Die Gesamtzahl an Bakterien auf der Hautoberfläche eines (reinlichen) Menschen wird mit 11 Billionen angenommen.

Damit eine Infektion durch Mikroben an der Hautoberfläche erfolgt, müssen folgende Bedingungen erfüllt sein:
- pathogener Mikroorganismus (bzw. „fakultativ" pathogener Keim),
- Invasion einer großen Keimzahl,
- gut durchfeuchtete Hautstellen,

– Vorliegen einer Schädigung,
– Überwindung der Saprophyten,
– Überwindung der Immunabwehr.

Diese Bedingungen müssen auch bei der experimentellen Erzeugung von Hautinfektionen erfüllt werden [115].

Liegen auf einer *entzündlichen* Hautläsion größere Mengen an Bakterien vor (als Grenzwert wird 10^6 Keime/cm^2 angenommen), so kommt diesen Bakterien Bedeutung für das Fortbestehen der Läsion zu; die Stoffwechselprodukte verhindern durch toxische Reizung die Abheilung; nicht so selten tritt auch eine Sensibilisierung gegen Bausteine oder Stoffwechselprodukte der Bakterien ein [157, 235]. Einer der Hauptgründe für die Invasion von Keimen auf entzündlichen Läsionen stellt die erhöhte Feuchtigkeit dar.

Bei den auf entzündlichen Hautveränderungen nachweisbaren Keimen handelt es sich in erster Linie um Staphylokokken (Staphylococcus aureus) [27, 74]. Seltener findet man Hefen [58]. Dermatophyten liegen praktisch nie als Saprophyten vor [71].

Auffallend ist das Fehlen von Dermatophyten auf der Körperhaut von Neurodermitikern; üblicherweise findet sich in unseren Breiten bei 4% aller Menschen ein Befall mit Dermatophyten am Stamm. Die abnorme Trockenheit der Haut des Neurodermitikers bietet den Dermatophyten keine guten Lebensbedingungen; an durchfeuchteten Hautstellen (Zwischenzehenräume) liegt aber auch bei Neurodermitikern der normale Befall mit Dermatophyten (30%) vor [64].

Der Schweiß ermöglicht das Angehen von Pilzinfektionen in erster Linie durch seine Feuchtigkeit. Der erhöhte Aminosäuregehalt an der Hautoberfläche bei Patienten mit Tinea inguinalis und Pityriasis versicolor geht höchstwahrscheinlich auf eine verstärkte (infektionsbegünstigende) Schweißproduktion zurück. Bei Patienten mit intertriginöser Candidose ließen sich an der gesunden Haut prozentual weniger Squalen und weniger gebundene Kohlenhydrate (wie bei Diabetikern) nachweisen; diese Verschiebungen dürften für Candidosen prädisponieren und hängen vielleicht auch mit verstärkter Hautdurchfeuchtung zusammen [63].

Im Hinblick auf die festzustellende Zunahme von Infektionen liegen keinerlei Anhaltspunkte dafür vor, daß eine Änderung dispositioneller Momente eingetreten wäre. Somit kann dieser Faktor wohl kaum für die Zunahme der mikrobiellen Infektionen auf Körperoberflächen verantwortlich gemacht werden. Zweifellos hat das Wissen um die Infektionen der Haut- und Schleimhautoberfläche zugenommen; dadurch ist eine verbesserte Diagnostik bedingt. Aber es besteht kein Zweifel an der Tatsache, daß die Zunahme mikrobieller Infektionen eine *echte* ist. Dies wird in Abschn. 10.2 am Beispiel der Mykosen ausführlich besprochen.

Abschließend sei hier noch auf die große hygienische Bedeutung der mitunter klinisch garnicht ins Auge fallenden Oberflächeninfektionen hingewiesen. Wiederholt wurden Ansteckungen beschrieben [109], und im Spitalsbereich erfolgten diese sogar mit resistenten Keimen, was z. B. auf Intensivstationen zu lebensbedrohlichen Komplikationen Anlaß gab. Bei mikrobiellen Infektionen im engeren Sinn (Furunkel, Impetigo) wird eine derartige Gefahr unschwer erkannt, bei entzündlich veränderten Hautläsionen, auf denen zahlreiche Keime vorliegen, dauert es mitunter lange, bis diese Herde als Ursache von Ansteckungen identifiziert werden.

9.3 Saprophyten und Parasiten auf Körperoberflächen

An der Hautoberfläche und auch auf Schleimhäuten liegt regelmäßig eine Besiedlung mit Bakterien vor. Diese Bakterien sind zur Aufrechterhaltung des Normalzustandes notwendig (s. oben). Man bezeichnet derartige Keime als Saprophyten oder Kommensale. Interessanterweise liegen auf der Hautoberfläche weit mehr anaerobe Bakterienstämme vor als aerobe. Eine Bedeutung kommt den Anaerobiern hier jedoch nicht zu [104].

Ob die Saprophyten, bei denen es sich in der überwiegenden Zahl um Staphylokokken handelt, absolut apathogen sind, ist nicht zu entscheiden. Durch Stimulierung (quantitative Vermehrung) könnten auch Saprophyten schädigende Wirkungen entfalten (Enzymfreisetzung, Toxinfreisetzung, evtl. sogar Allergenproduktion). Bei Stimulierung bestimmter Saprophyten liegt jedoch bereits eine Störung der Oberflächenbiologie vor. Saprophyten werden dann zu fakultativ pathogenen Keimen, die z. B. durch ihre nunmehr vermehrt abgegebene Triglyceridesterase zur Pathogenese einer Acne vulgaris beitragen können.

116

Als Erreger von Hautoberflächeninfektionen stehen wiederum die Staphylokokken an erster Stelle (pathogene Keime). Aber auch zahlreiche andere grampositive Bakterienstämme führen zu oberflächlichen (und tiefen) Infektionen an Haut und Schleimhaut. Im Gegensatz dazu kommt den gramnegativen Keimen bei *oberflächlichen* Infektionen nur geringe Bedeutung zu; gramnegative Bakterien finden sich nur in Ausnahmefällen als Saprophyten an Körperoberflächen (s. oben). Häufiger begegnet man ihnen in Zwischenzehenräumen [130], wobei hier die pathogenetische Bedeutung nicht sichergestellt ist. Bei Allgemeininfektionen und *tieferen* Hautinfektionen (Verbrennung!) hingegen kommt den „Gramnegativen" große Bedeutung zu.

Als saprophytäre Pilze finden sich auf normaler unveränderter Haut nicht so selten Organismen des Genus Pityrosporum; bei Überwucherung gewinnen diese Keime pathogenetische Bedeutung, z. B. bei Acne vulgaris und bei der Kopfhautseborrhoe. Auf entzündlich veränderten Hautstellen siedeln sich manchmal Hefen (meist vom Genus Candida) ab (s. Abschn. 9.2). Dermatophyten, die klassischen Erreger von oberflächlichen Mykosen, tiefen Mykosen und Nagelmykosen, haben keine Bedeutung als sekundär infizierende Keime auf entzündlichen Läsionen.

Eine Bedeutung sekundär infizierender Hefen auf offenen Wunden konnte im Tierexperiment ausgeschlossen werden. Hefen hindern die Wundheilung — zumindest bei Ratten — nicht [48].

Betrachtet man die Mikroflora auf entzündlich veränderten Haut- und Schleimhautarealen, so sind Bakterien *und* Pilze zu berücksichtigen, wobei jedoch den Bakterien nach den bisher vorliegenden Ergebnissen weit größere Bedeutung zukommt.

Eine besondere Rolle spielen die auf allen *Schleimhäuten* vorhandenen Anaerobier (Bacterioides), die bei Verschleppung in die Tiefe zu schweren — meist opportunistischen — Infektionen führen können [104].

9.4 Misch- und Doppelinfektionen auf Körperoberflächen

Die Gründe für das Vorliegen von Hefen bei bakteriellen Infektionen und von Bakterien bei Pilzinfektionen ersieht man schon aus den Ergebnissen der Grundlagenforschung in vitro und aus Tierversuchen.

In vitro ließ sich eine wechselseitige Stoffwechselanregung zwischen Staphylokokken (Staphylococcus aureus) und Hefen (Candida albicans) nachweisen. Endotoxine von Bakterien stimulieren das Wachstum (die Pathogenität?) von Candida albicans [43] und Proteolyseprodukte aus Candida albicans dienen als Substrat für den Stoffwechsel von Staphylococcus aureus [207].

Ähnliche Ergebnisse brachten *Tierversuche:* Injiziert man einer Maus Suspensionen von Candida albicans intraperitoneal, so lassen sich aus den entstehenden Abscessen regelmäßig Staphylokokken (Staphylococcus aureus) kultivieren [208]. Weiter konnte gezeigt werden, daß Staphylococcus aureus den Übergang von Candida albicans aus dem saprophytären in das parasitäre Stadium begünstigt [119].

Diese Wechselwirkungen, die ein gutes Nebeneinanderleben von Bakterien und Pilzen ermöglichen, lassen sich auch bei der Untersuchung der menschlichen Hautoberfläche nachweisen: Auf Dermatophytosen [95] und Candidosen [132] liegen regelmäßig Staphylokokken vor. Umgekehrt finden sich aber auf bakteriellen Hautinfektionen nur selten Pilze, höchstwahrscheinlich weil weniger Infektionsmöglichkeiten mit Pilzen gegeben sind und Hefen nicht zu den normalen Hautoberflächenkeimen des Menschen gehören. Somit können sich mycetische Primärinfektionen rasch zu Doppelinfektionen entwickeln. Die dazutretenden Staphylokokken dürften in der Regel der Gruppe der fakultativ pathogenen Keime zuzuordnen sein. Bei wirkungsvoller Pilzbehandlung verschwinden die Staphylokokken (Rückkehr der Saprophyten), zumindest in den meisten Fällen auch ohne eigene Therapie. Eine beschleunigte Abheilung der Läsion läßt sich aber durch gleichzeitig antimycetisch und antibakteriell wirkende Stoffe, wie z. B. durch die Imidazolderivate Clotrimazol, Miconazol oder Econazol, erreichen.

Mischinfektionen mit verschiedenen Bakterienstämmen sind vergleichsweise häufig, mit verschiedenen Pilzstämmen jedoch selten. Das gleiche gilt für Doppelinfektionen [160].

Eine *Doppelinfektion* wäre z. B. eine intertriginöse Candidose und eine gleichzeitig bestehende interdigitale Dermatophytose.

Nicht selten begegnet man Mischinfektionen mit Pilzen und Bakterien auf der gleichen Läsion (s. oben).

10 Mykosen

10.1 Entstehung von Mykosen

Parasitäre Mykosen entstehen durch Infektion mit einer größeren Menge an humanpathogenen *Myceten*. Bei Infektion mit kleineren Mengen an Pilzen verhindert die Immunabwehr des Organismus die Entstehung klinischer Symptome, eben einer *Mykose*.

Opportunistische Mykosen entwickeln sich nur bei Vorliegen bestimmter Faktoren von seiten des Makroorganismus (Unterernährung, schlechte Abwehrlage, angeborene Immundefekte, immunsuppressive Therapien). Die Faktoren von seiten des Makroorganismus sind für die Entstehung der Infektion wichtiger als die Faktoren von seiten der Myceten. In unseren Breiten gehört die überwiegende Mehrzahl aller Systemmykosen zu den opportunistischen Mykosen. Systemmykosen bei Kindern sollten den Verdacht auf das Vorliegen von angeborenen Immundefektsyndromen lenken [120]. Es sei daran erinnert, daß im Tierversuch ein bestimmtes, aus Hefen isoliertes Toxin eine Störung der Immunabwehr verursacht; über diesen Weg könnten sich Hefeinfektionen auch ohne Vorliegen einer primär geschädigten Abwehrlage entwickeln, sich also gewissermaßen selbst den Weg bahnen.

Bei den oberflächlichen Mykosen bedarf es — mit Ausnahme der Erkrankungen durch Dermatophyten — ebenfalls eines zusätzlichen Faktors von seiten des Makroorganismus. Dieser kann entweder eine Störung der Immunabwehr oder eine Stoffwechselstörung sein, oder es liegt bereits eine lokale Läsion vor (Schweißmazeration, Detergensschaden, subakute und chronische Ekzeme). Nagelerkrankungen durch Schimmel- und Sproßpilze beruhen fast immer auf Zirkulations- oder Stoffwechselstörungen.

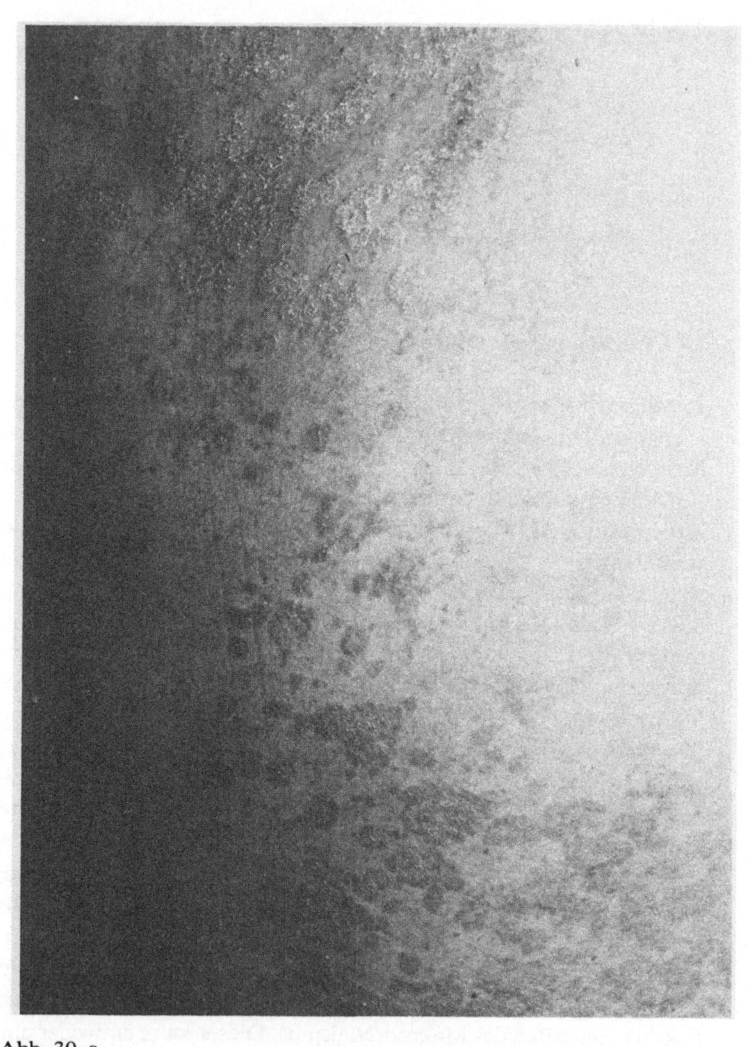

Abb. 30. a
Abb. 30 a und b. *Pityriasis versicolor*. Deutliche Schuppung (a)

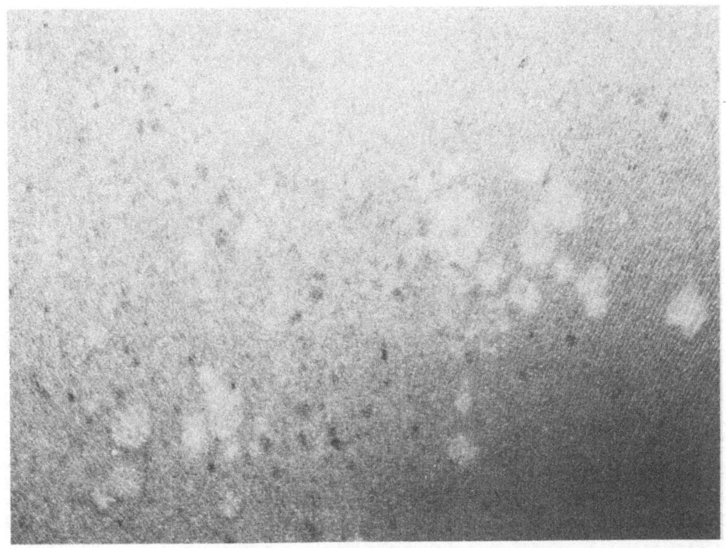

Abb. 30 b. Ohne Schuppung, jedoch mit deutlichen Veränderungen der Pigmentierung (nach GRIGORIU)

Beim Menschen gibt es auch eine rein saprophytäre Mykose, bei der die Erreger ohne zu einer Entzündung zu führen in dichten Rasen auf der Haut liegenbleiben (Abb. 30). Die Erkrankung wird als *Pityriasis versicolor* bezeichnet; die hier vorliegende Pigmentstörung geht wahrscheinlich weniger auf den Lichtschutz durch die Pilzrasen als vielmehr auf eine toxische Schädigung der Pigmentbildung zurück. Die Wachstumsformen des Erregers Pityrosporum furfur in der Kultur sind in Abb. 31 dargestellt.
Eine saprophytäre Erkrankung durch Bakterien gibt es in Form des *Erythrasmas* (proximale Innenseiten der Oberschenkel, Axillen). Solche Erkrankungen breiten sich nur in stark durchfeuchteten Hautarealen (Intertrigobereiche) aus; bei der Pityriasis versicolor sind weite Anteile des Stammes befallen.
Dermatophytosen beim Menschen entstehen durch Ansteckung von anderen Menschen oder von Tieren, entweder direkt oder über tote Gegenstände. Bei Hefe- und Schimmelpilzerkrankungen kann von einer Ansteckung im üblichen Sinn nicht gesprochen werden; die

121

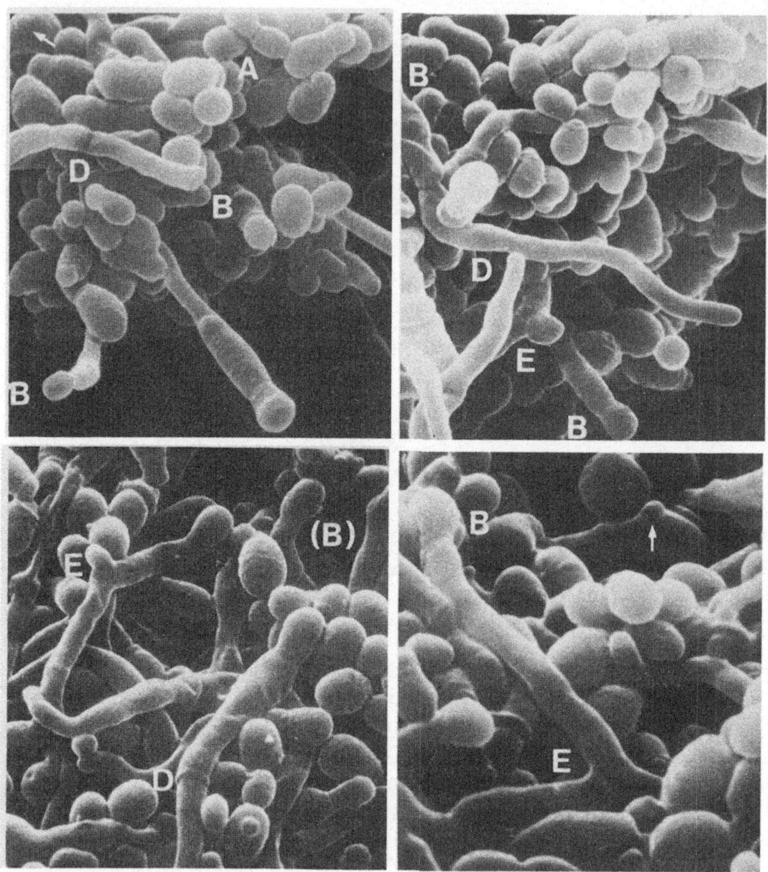

Abb. 31. *Rasterelektronenmikroskopische Aufnahme von Pityrosporum furfur in der Kultur.* Darstellung verschiedener Wachstumsformen: ovoide Hefezellen (A) mit Sprossung (↗), Sporenbildung aus Hyphen an den freien Enden (B), Filamentation in Hyphen (D) und Mycelien mit Verzweigungen (E; sehr selten).
Das Wachstum von Hyphen aus Hefezellen in Form von Sprossungsschläuchen ist hier nicht abgebildet (nach [47])

Keime sind weit verbreitet und Faktoren von seiten des Makroorganismus haben für die Entstehung der Infektion entscheidende Bedeutung.

10.2 Zunahme der Mykosen

10.2.1 Allgemeines

In allen Fachgebieten der Medizin hat das letzte Jahrzehnt eine deutliche Zunahme der Infektionen mit Myceten gebracht. Darüber hinaus mußte die Ärzteschaft lernen, nach Mykosen zu suchen selbst in Fällen, die in früheren Jahren nicht den Verdacht auf das Vorliegen von Pilzen geweckt hätten. Dies gilt in erster Linie für Erkrankungen durch Hefen und Schimmelpilze, also für die opportunistischen Mykosen. Die größere Erfahrung und die intensivierte Suche nach Myceten bedingen sicherlich einen Teil der Zunahme von Mykosen in der Humanmedizin. Darüber hinaus liegt aus Gründen, die im folgenden ausführlich besprochen werden sollen, auch eine absolute Zunahme der Mykosen vor.

Der Befall der äußeren Haut mit *Dermatophyten* kann heute schon als Volkskrankheit angesprochen werden. Über den Grad der Durchseuchung finden sich verschiedene Angaben. So konnte an einer großen deutschen Klinik im Rahmen von Durchuntersuchungen bei 22000 Personen ein Mykosebefall von 10% festgestellt werden [121]. Aus Hautkliniken werden für Erwachsene Zahlen von 30–40% genannt; bei Jugendlichen liegt der Prozentsatz um 20, bei Schwimmern steigt er hingegen auf 100% an [64, 177, 178, 219].

Wesentlich ausgeprägter noch ist die Zunahme der *opportunistischen Pilzinfektionen*. In großen Übersichten an vielen Zehntausenden von Patienten wurde zu Beginn der sechziger Jahre das Verhältnis der Dermatophytosen zu den opportunistischen Pilzinfektionen mit 51 zu 49% angegeben; heute liegt in vergleichbaren Kollektiven das Verhältnis bei 32% zu 68% (Lit. bei [160]). Im Obduktionsgut der Jahre 1960–1970 fanden sich opportunistische Pilzinfektionen bei 0,3% der Fälle, heute liegt dieser Prozentsatz bei 3%; bei Patienten mit Malignomen, die immunsuppressive Medikationen und/oder Bestrahlungen erhalten hatten, zeigte sich sogar in 90% der Fälle bei der Obduktion eine opportunistische Pilzinfektion. In 80% dieser Fälle handelte es sich als Erreger um Hefen des Genus Candida (Lit. bei [160]).

Im Fachgebiet der *Gynäkologie* lag früher das Verhältnis von Trichomonaden- zu Candida-Kolpitis bei 5 : 1, heute ist es umgekehrt [127], trotz einer absoluten Zunahme der Trichomonadeninfektionen.

Die Zunahme der Mykosen macht es erforderlich, daß sich Ärzte aus allen medizinischen Fachgebieten für Myceten, mycetische Infektionen und antimycetische Therapien interessieren. Außerdem erfolgte eine Anregung der Forschung nach immer neuen und besseren Antimycetica. Mit der Familie der Imidazolderivate fand die Suche einen vorläufigen Abschluß. Von seiten der Wirksamkeit und der Verträglichkeit sind die Imidazolderivate zum Einsatz in allen medizinischen Fachgebieten geeignet.

10.2.2 Zunahme von Mykosen durch Medikamente

Obzwar eine Reihenfolge der Faktoren für die Zunahme von Mykosen ihrer Bedeutung nach nicht angegeben werden kann, so müssen doch die *iatrogenen Ursachen* an die Spitze gestellt werden, besonders im Hinblick auf *schwere* Infektionen.

Drei Gruppen von Medikamenten (und ärztlichen Maßnahmen) fördern die Entstehung und die Entwicklung von Mykosen:

1. Immunsuppressive Maßnahmen (immunsuppressive Medikamente, wie Glucocorticoide und Cytostatica, Bestrahlungen),
2. Antimikrobica und
3. Hormone.

Immunsuppression führt in klassischer Weise zu opportunistischen Mykosen, in erster Linie durch Hefen und Schimmelpilze. Auf die Häufigkeit opportunistischer Mykosen bei Patienten unter Malignombehandlungen wurde schon im letzten Abschnitt hingewiesen. Bei Patienten unter Cytostatica nach Organtransplantationen (Nierentransplantation) bedeuten Mykosen ein außerordentlich großes Risiko.

Vielfach wird bereits die Empfehlung ausgesprochen, gleichzeitig mit immunsuppressiven Maßnahmen prophylaktisch Antimycetica zu verordnen. Mit den nunmehr zur Verfügung stehenden Imidazolderivaten kann dieser Empfehlung in gefahrloser Weise entsprochen werden. Der Vollständigkeit halber sei erwähnt, daß bei Tumorpatienten nicht nur die immunsuppressiven Maßnahmen die Pilzinfektionen begünstigen; beim Tumorpatienten liegt in der Regel ohnedies eine bereits gestörte Immunabwehr vor, die sicherlich mit einen Grund für die verminderte Resistenz gegen opportunistische Myceten darstellt.

Antimikrobica können über dreierlei Mechanismen zur Begünstigung mycetischer Infektionen führen:

- Durch selektive Vernichtung bestimmter Keime wird Lebensraum frei, den nun Myceten füllen können (Proliferation in vacuo). Diesem Mechanismus begegnet man bei antibakteriellen Wirkstoffen genauso wie bei antimycetischen Substanzen oder nach Gabe von trichomonaciden Pharmaka.
- Manche Antibiotica — z. B. Streptomycin, Penicillin oder Tetracycline — stimulieren direkt den Stoffwechsel von Hefen oder Schimmelpilzen. Nicht so selten begegnet man bei tuberculostatischer Therapie opportunistischen Mykosen, die unter Umständen zu tödlichen Komplikationen führen, z. B. bei Arrosion einer Lungenarterie durch ein Candidainfiltrat [156].
- Als letztes ist noch die Stimulierung von Hefen und Schimmelpilzen durch Produkte anzuführen, die bei Zerfall von Bakterien freiwerden (s. hierzu auch Abschn. 9.4). Antibakterielle Substanzen bewirken einen Zerfall von Bakterien; die dabei freiwerdenden Produkte (Endotoxine) begünstigen das Wachstum und stimulieren die Pathogenität von Hefen.

An *Hormonen* sind neben den Glucocorticoiden (Immunsuppression; s. oben) die weiblichen *Sexualhormone* anzuführen, die Pilzinfektionen, in erster Linie vaginale Candidosen, provozieren. Ebenso wie eine Gravidität führt die Einnahme oraler Kontraceptiva zu biochemischen Veränderungen am Scheidenepithel; der Anstieg des Glucosegehaltes und die pH-Verschiebung von 3,0–4,5 auf 5,5–6,5 begünstigt eine Vermehrung der fast immer vorliegenden Hefen, und es kommt zur Levurose (Infektion mit Hefen). Bei Frauen unter oralen Kontraceptiva liegt die Incidenz von Candida-Kolpitiden genauso hoch wie bei Graviden, nämlich bei 10–50%.

Zu den iatrogenen Ursachen opportunistischer Mykosen sind auch verschiedene *ärztliche Maßnahmen* zu rechnen, bei denen es über Geräte (Katheter, Dialysatoren, Beatmungsmaschinen, Herz-Lungen-Maschinen) zur Keimeinschleppung kommt. Die Sterilisation solcher Geräte läßt sich nicht immer optimal durchführen. Besonders groß ist die Gefahr opportunistischer Pilzinfektionen bei der Intensivpflege und auf Dialyse- sowie Transplantationsstationen. Hier liegen Patienten mit reduzierter Abwehrlage, an denen zahlreiche Manipulationen vorzunehmen sind. — Auf die Möglichkeit einer Infektion durch Infusionslösungen sei nur am Rande hingewiesen. Unklares Fieber bei Patienten unter antibakteriellen Breitspektrumantibiotica, bei liegenden Kathetern, unter hochcalorischer parenteraler Ernährung und unter immunsuppressiven Maßnahmen sollte immer den Verdacht auf eine Candidose wecken [145].

Viel zu wenig Beachtung findet die Tatsache, daß über Augen- und Ohrentropfen, vielleicht auch über angefangene Salben, bei mehrmaligem Gebrauch, Erreger opportunistischer Mykosen verbreitet werden können.

10.2.3 Zunahme von Mykosen als Folge geänderter hygienischer Gewohnheiten und sozialer Verhaltensweisen

Geänderte Feriengewohnheiten (Urlaub am Bauernhof ebenso wie Fernreisen) und zunehmende Häufigkeit der Haustierhaltung (Hunde, Meerschweinchen) tragen ebenfalls zum Anstieg der Hautmykosen beim Menschen bei. Auch die steigende Frequenz des Besuches von Sauna, Schwimmbädern, Turnhallen und Fitnesszentren vermehrt die Ansteckungsmöglichkeiten.

Pilzinfektionen im Bereich des weiblichen Genitales gehen nicht selten auf falsche Bekleidungswahl zurück. So begünstigen undurchlässige Unterwäsche (Kunstfasern) oder schlecht passende, im Schnitt zu knapp sitzende Hosen die Entstehung von Candidainfektionen. Hefepilze in *geringer* Zahl sind im Bereich des weiblichen Genitales praktisch immer anzutreffen; bei Hinzutreten eines zusätzlichen Faktors, wie Schaffung einer undurchlässigen Kammer oder ständige Reizung durch einschneidende Hosen, kommt es zur Stimulierung der Myceten und zur Mykose. — Der eine Zeitlang vermutete Zusammenhang zwischen Anwendung desodorierender Trockensprays im Intimbereich („Intimsprays") und dem Auftreten mikrobieller Infektionen hat sich nicht bestätigt. Die Anwendung von Intimsprays mit antimikrobiellen Wirkstoffen (Hexachlorophen) verursacht keine signifikanten Störungen der Mikroben in Vulva und Vagina [134]. Frauen, die Intimsprays verwenden, sind im allgemeinen sexuell aktiv; viele nehmen auch orale Kontraceptiva. Letztere Faktoren haben eine infektionsbegünstigende Wirkung der Intimsprays vorgetäuscht.

Die zunehmende Promiscuität und Permissivität großer Bevölkerungskreise ist ein weiterer wichtiger Faktor, der die Entstehung von Mykosen im Genitalbereich, insbesondere bei der Frau, fördert. Nach den Richtlinien der Weltgesundheitsorganisation ist die Candidose des äußeren Genitales als sexuell übertragbare und übertragende Erkrankung zu klassifizieren.

10.2.4 Zunahme von Mykosen als Folge von Stoffwechselstörungen

Als Folge des in vielen Ländern herrschenden Wohlstandes ist eine Zunahme der Stoffwechselkrankheiten zu verzeichnen. Schon eine *Adipositas* begünstigt die Entstehung von opportunistischen Mykosen, da in den stets feuchten großen Intertrigostellen (submammär, unter der Fettschürze, inguinal) ausgezeichnete Lebensbedingungen für Hefen und Schimmelpilze bestehen.

Bei *Diabetes mellitus* liegt eine Capillaropathie vor, als deren Folge eine verringerte Resistenz gegen Myceten auftritt. *Herz-Kreislauf-Erkrankungen* bedingen häufig eine verminderte Versorgung der Peripherie; dies begünstigt Pilzinfektionen. So erfolgt auch eine häufige Pilzbesiedelung trophisch gestörter Nägel (Fußnägel).

Stoffwechselstörungen, die mit starkem Juckreiz einhergehen, wie z. B. der *cholestatische Ikterus,* sind meist als Folge des ständigen Kratzens von einer erhöhten Incidenz mikrobieller Infektionen begleitet.

Angeborene und erworbene Immundefekte, Leukämien, Erkrankungen des reticuloendothelialen Systems usw. begünstigen über eine Depression der Abwehrlage das Auftreten opportunistischer Pilzerkrankungen.

10.2.5 Zunahme von Mykosen als Folge physikalischer Einwirkungen

Einerseits können physikalische Einwirkungen zu Hautschäden führen, auf denen sich mycetische Infektionen etablieren — z. B. Strahlenschaden am Finger eines Röntgenologen [65] —, andererseits vermögen bestimmte physikalische Einwirkungen Pilze zu aktivieren. Expositionen gegen Ultraschall — in allerdings therapeutisch nicht eingesetzten hohen Intensitäten — bedingen bei Scopulariopsis brevicaulis (Sacch.) BAIN eine starke Beschleunigung des Wachstums [21]. Über die Auswirkung geringer Intensitäten liegen noch keine Untersuchungen vor.

Die zunehmende Belastung unseres Körpers mit physikalischen Noxen verschiedenster Art könnte vielleicht zur Erhöhung der Inzidenz von Mykosen beitragen.

10.3 Einteilung der Mykosen

Mykosen sind Erkrankungen, die durch Pilze verursacht werden. Pilze sind chlorophyllose (zur Photosynthese nicht befähigte) eukaryonte Thallophyten, die zum Pflanzenreich gehören. Die Einteilung der verschiedenen Pilze mit Bedeutung für die Humanmedizin wird zweckmäßigerweise nach dem D-H-S-System getroffen (*D*ermatophyten, *H*efen, *S*chimmelpilze).

Dermatophyten verursachen Haut-, Haar- und Nagelinfektionen. Die Hautinfektionen können oberflächlich (Tinea superficialis) oder tief (Tinea profunda) sein (Abb. 32 u. 33). Ein Befall innerer Organe erfolgt nicht.

Hefen und Schimmelpilze verursachen in unseren Breiten praktisch nur opportunistische Mykosen. Die Infektionen können in oberflächlichen oder tiefen (Granulomen) Haut- und Schleimhautveränderungen bestehen; Erkrankungen innerer Organe und Generalisierung sind möglich.

Als *Systemmykosen* bezeichnet man Pilzinfektionen zahlreicher innerer Organe. Früher waren Systemmykosen auf außereuropäische Länder beschränkt (s. Abschn. 10.6), deshalb findet sich auch die Bezeichnung „tropische Mykosen". Durch den zunehmenden Reise-

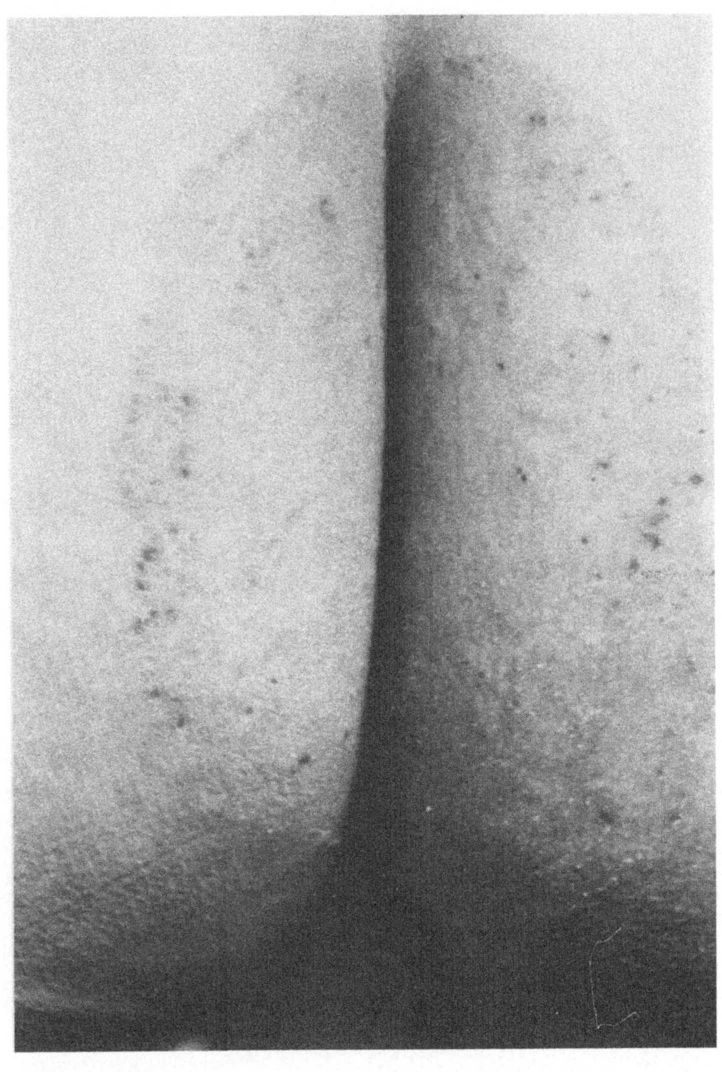

Abb. 32. a

Abb. 32 a–d. *Tinea superficialis.* Tinea glutaealis (a), Tinea corporis am Nak-
ken (b), am Unterarm (c) und an der Haut eines Farbigen (d)

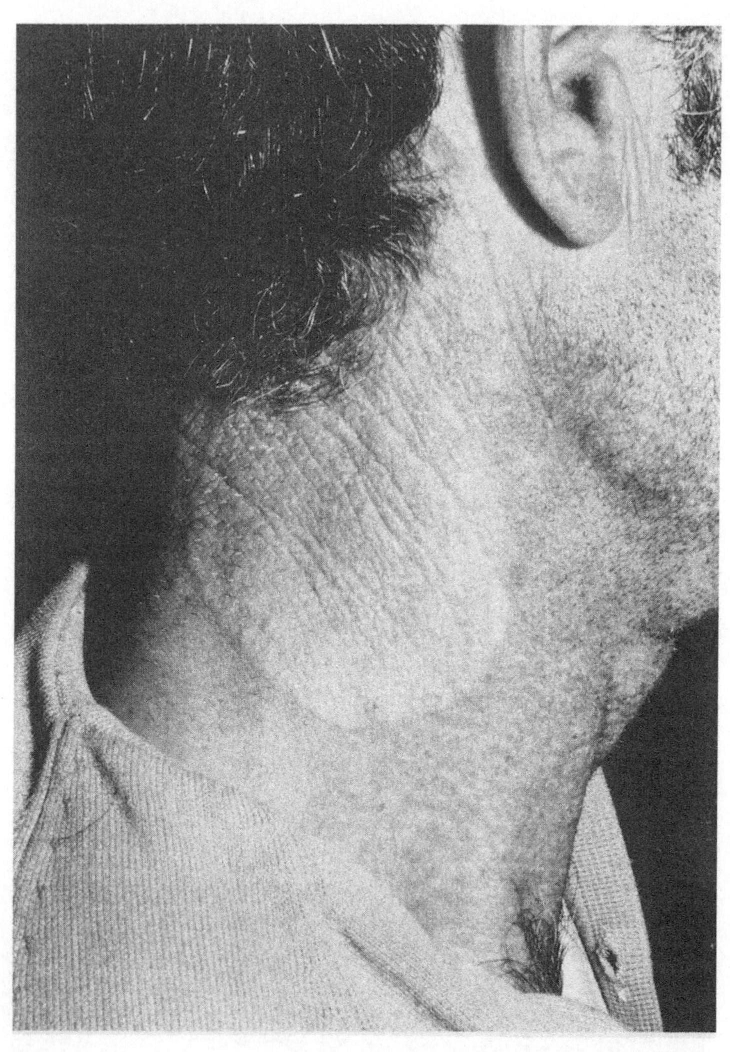

Abb. 32. b

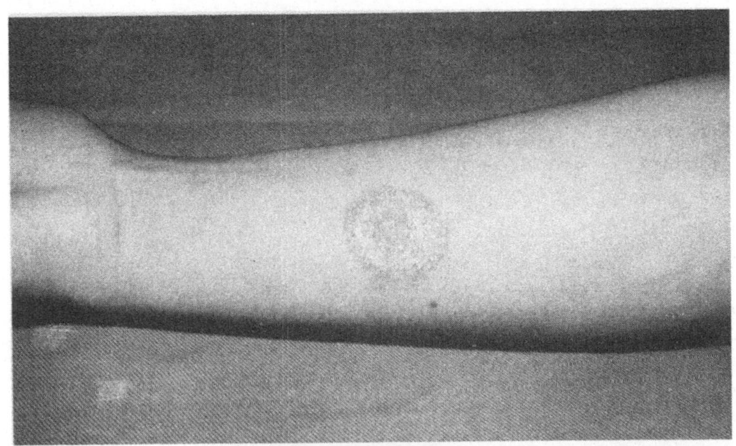

Abb. 32.c

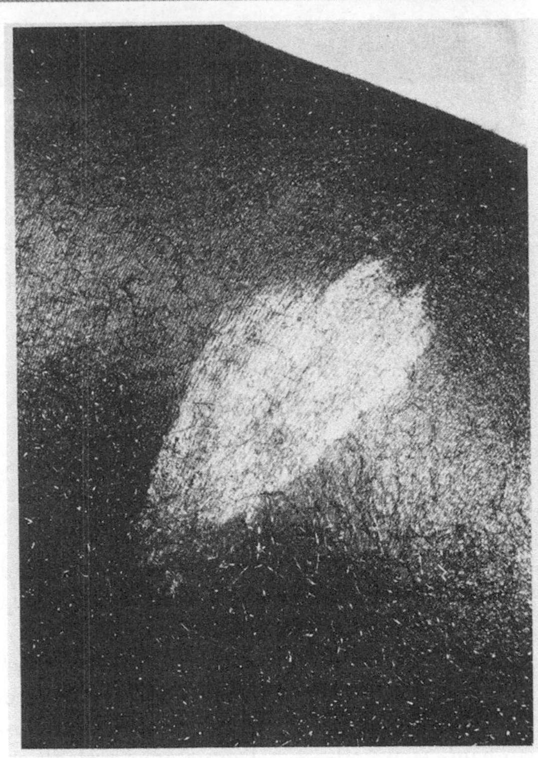

Abb. 32.d

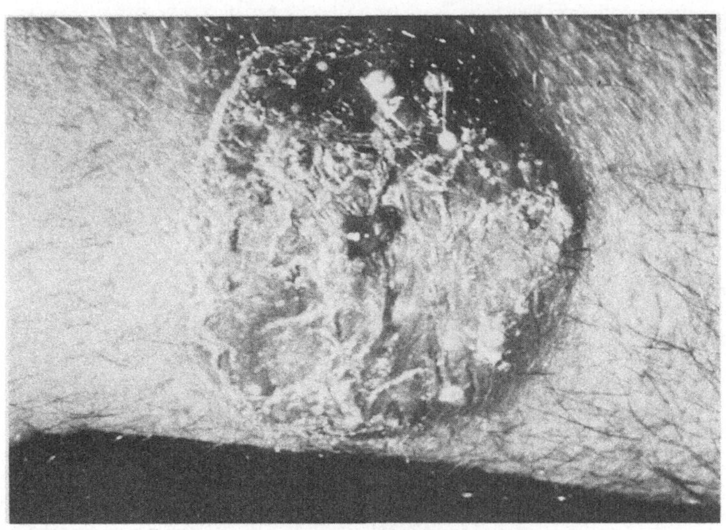

Abb. 33. *Tinea profunda corporis*

verkehr und vor allem durch die Störung der Immunabwehr im Rahmen der modernen Chemotherapie von Malignomen begegnet man Systemmykosen durch Hefen und Schimmelpilze in steigendem Maße auch in Mitteleuropa.

10.4 Haut- und Schleimhautmykosen

10.4.1 Allgemeines

Als Hautmykosen schlechthin werden die Infektionen mit verschiedenen Dermatophyten angesprochen. Den verschiedenen Tineaformen kann man an zahlreichen Körperstellen begegnen (Tinea inguinalis, Tinea pedis et manuum, Tinea capitis usw.)
Es ist hier nicht angezeigt, die einzelnen Dermatophyten (Trichophyton- und Microsporumstämme) und Tineaformen zu diskutieren. Einige wichtige Tatsachen seien jedoch angeführt. In Mitteleuropa am häufigsten finden sich Dermatomykosen durch Trichophyton ru-

132

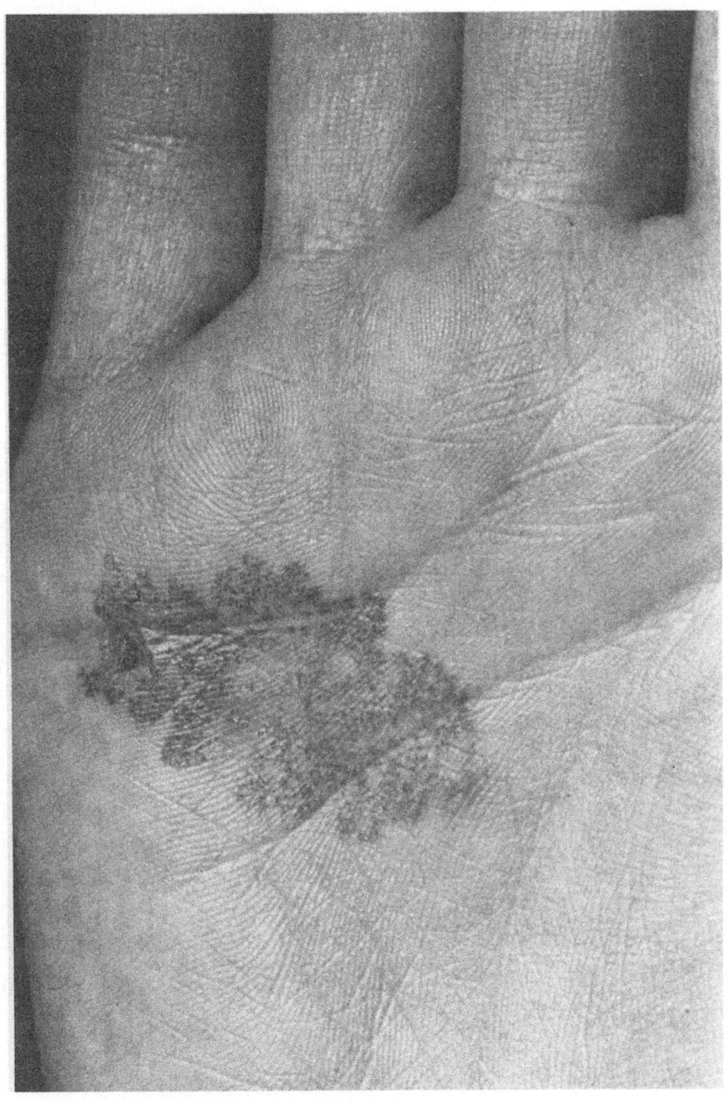

Abb. 34. *Tinea nigra*. Tinea nigra-Fälle werden in zunehmendem Maße auch in Europa beobachtet (Einschleppung der Infektion; in Europa keine Anstek-kungsmöglichkeit)

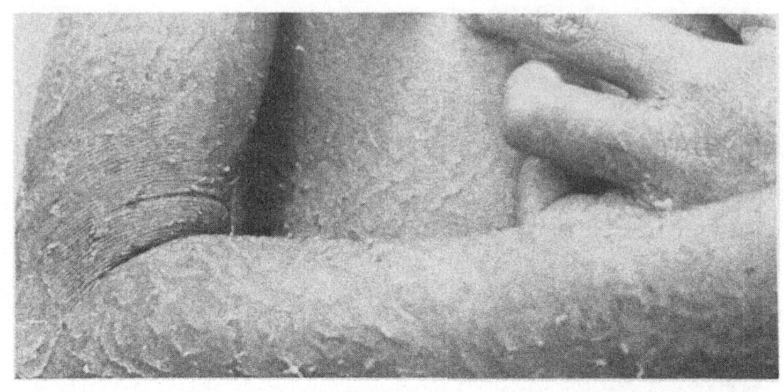

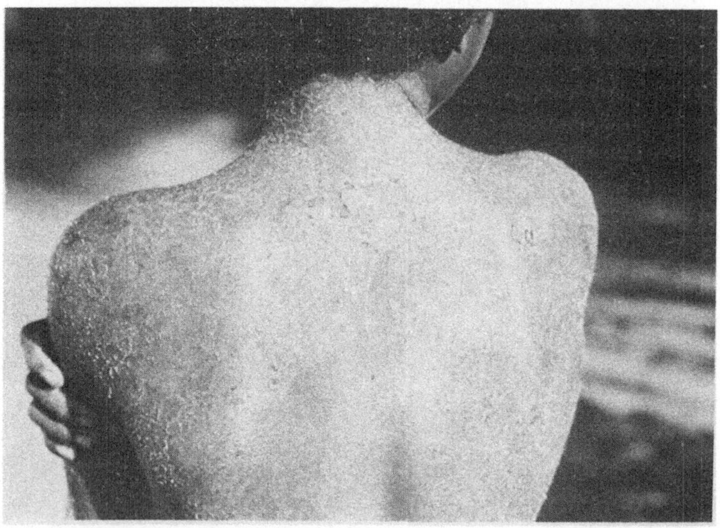

Abb. 35. *Oberflächliche Mykose tropischer Länder:* Tokelau. Vorderansicht *(oben)* und Rückenansicht *(unten)*

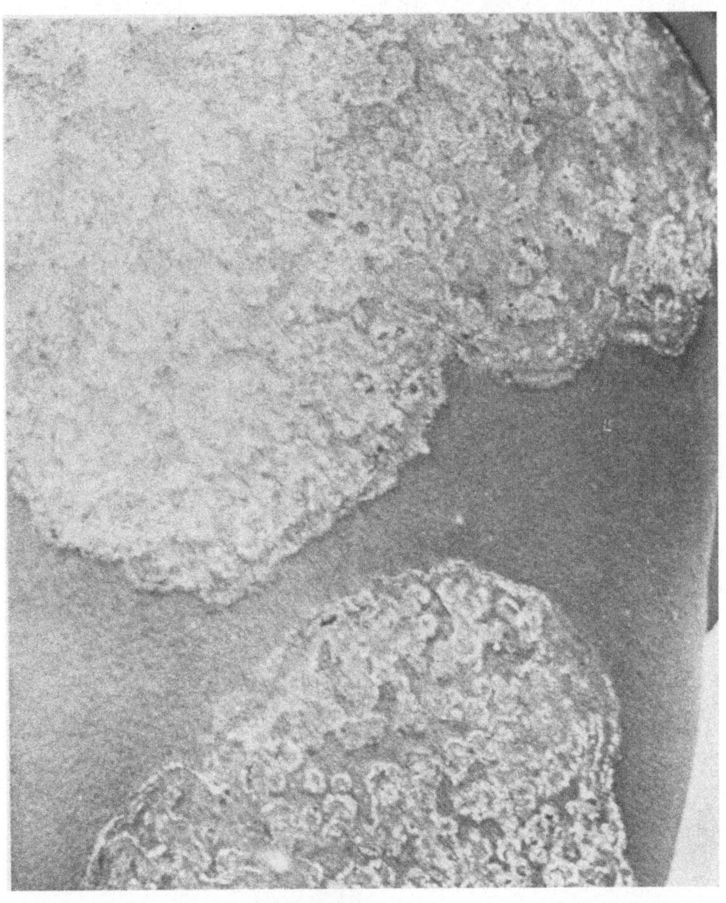

Abb. 36. *Tinea superficialis oceanica* verursacht durch Trichophyton oceanicum

brum und Trichophyton mentagrophytes (Identifizierung durch Form und Farbe der Kultur, nativ nicht möglich). Nur 5% der Dermatophytien sind reine Epidermophytien (Erreger Epidermophyton floccosum, ein nur die Epidermis, nicht aber die Haare befallender Dermatophytenstamm).

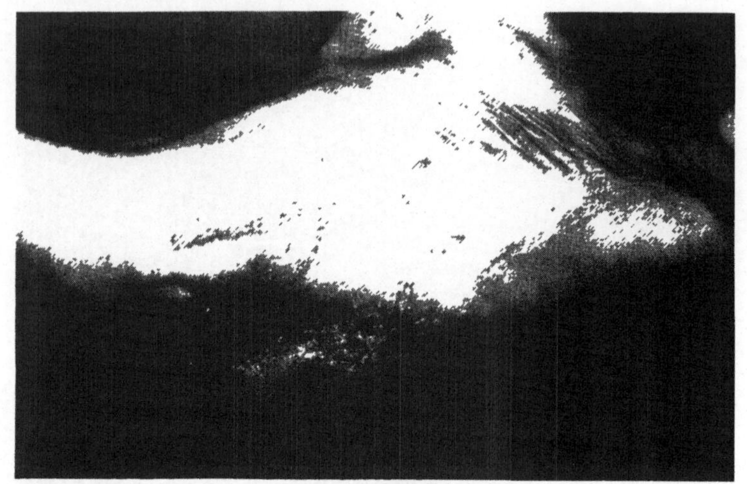

Abb. 37.a

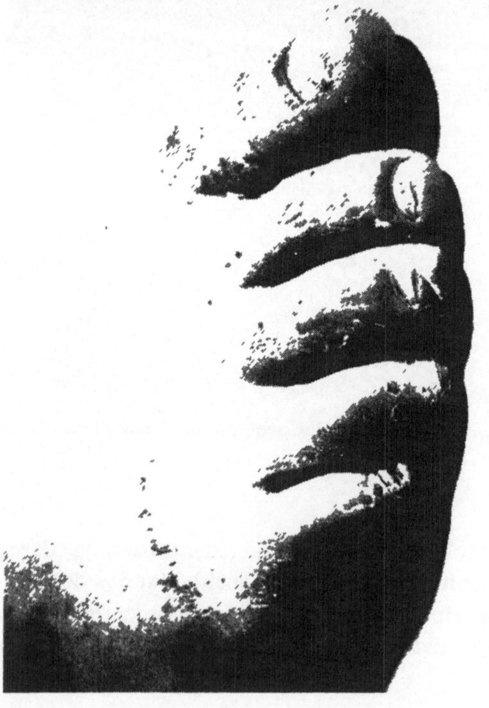

Abb. 37.b

136

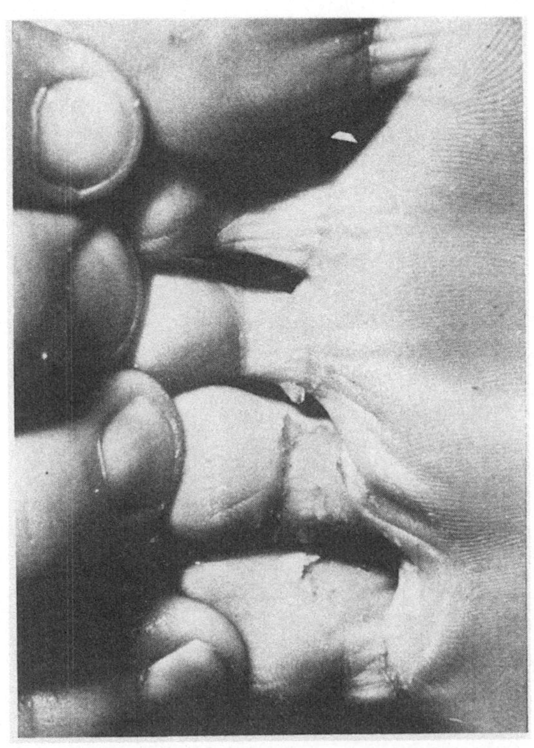

Abb. 37.c

Abb. 37 a–c. *Fußmykosen.* Dermatophyteninfektion im Fußgewölbe (a) oder als Interdigitalmykose (b). Die Veränderungen an der Unterseite der Zehen und in den Zwischenzehenräumen (c) können durch Dermatophyten bedingt sein oder auf Hefen- oder Bakterienbesiedelung schweißmacerierter Haut zurückgehen.

Ausschließlich in den Tropen beheimatet ist die Tinea nigra, eine oberflächliche Dermatomykose (Erreger: Cladosporium werneckii) die durch dunkelbraune bis schwarze Flecken an den Handtellern charakterisiert ist (Abb. 34). Reisende bringen die Tinea nigra auch nach Europa mit. Ausschließlich in den Tropen zu finden sind der Tokelau durch Trichophyton concentricum und die Tinea oceanica durch Trichophyton oceanicum (Abb. 35 und 36).
Die Gefahr der *Tinea pedis* (Abb. 37), der banalen Fußpilzerkran-

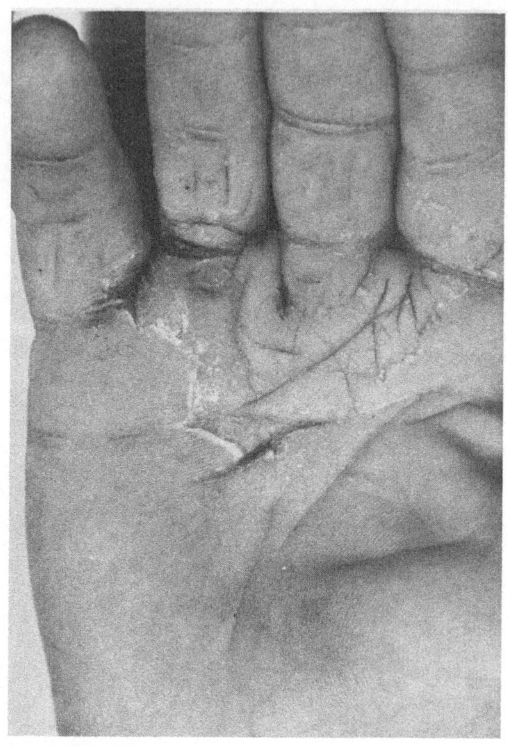

Abb. 38. *Tinea manuum*

kung, liegt in der Möglichkeit als Eintrittspforte für bakterielle Infektionen zu wirken, z. B. für den Rotlauf (Erysipel). Weiter kann sich von banalen Fußmykosen ausgehend insbesondere bei Frauen eine Tinea profunda granulomatosa der Unterschenkel entwickeln; an Stellen mechanischen Abriebs durch Kunstfaserstrümpfe und die in ihnen enthaltenen harten Mattierungssubstanzen (Titandioxid) entwickeln sich nach Infektionen mit Dermatophyten tiefsitzende Knötchen.

Die Gefahr der *Tinea manuum* (Abb. 38), der banalen Handpilzerkrankung, liegt in der Möglichkeit, als Eintrittspforte für Sensibilisierungen zu dienen. Aus diesem Grund sind Handmykosen von großer

138

Bedeutung in der Arbeitsmedizin. Die Notwendigkeit einer raschen und wirkungsvollen Behandlung besteht hier selbst bei Vorliegen nur ganz diskreter Veränderungen [159]. Mykosen der Zwischenzehenräume können auf Dermatophyten (37%), auf Hefen (60%) oder auf Schimmelpilze (3%) zurückgehen. Zur therapeutischen Anwendung eignen sich am besten Substanzen, die gegen alle drei Gruppen von Pilzen wirksam sind, z. B. die Imidazolderivate.

Opportunistische Mykosen der Haut gibt es in großer Zahl. Meist liegen Mischinfektionen mit Staphylokokken vor. Die häufigsten Lokalisationen sind die intertriginösen Bereiche, die Interdigitalbereiche (s. oben), die Mundwinkel und das Nagelbett. Wesentlich seltener als Bakterien lassen sich Hefen auch auf ekzematösen Hautstellen nachweisen (s. Kap. 9); dort verursachen sie Bläschen- und Pustelbildung. Mykosen der Schleimhäute sind praktisch immer opportunistische Mykosen (z. B. Kolpitis, Otitis, Stomatitis, Proktitis). Ob die mycetische Keratitis in allen Fällen als opportunistisch angesehen werden darf, insbesondere bei Befall mit Fusarium- oder Cephalosporiumspecies, mag dahingestellt bleiben.

Zunehmende Bedeutung gewinnen die *Candidosen* des Menschen, sowohl als systemische Infektionen als auch als lokale Mykosen der Haut und Schleimhaut. An der Haut finden sich die Erosio interdigitalis candidamycetica, die Candida-Intertrigo und die Candida-Paronychie. Prädisponierend sind hier feuchtes Milieu, Durchblutungs- oder Stoffwechselstörungen und, bei der Paronychie, reichlich Kontakt mit Kohlenhydraten (z. B. bei Bäckern). Folliculitiden und sekundär infizierte Ekzeme durch Candida sind seltener.

Von den *Schleimhautcandidosen* begegnet man am häufigsten der Kolpitis; als Leitsymptom ist der Juckreiz anzusehen; es finden sich weißlich-gelbe, übelriechende Beläge auf den Schleimhäuten und Ausfluß; die Labien weisen mitunter Erosionen auf. Bei längerem Bestehen können Miktionsbeschwerden und Dyspareunie auftreten. Die Haut der Perigenitalregion ist nur selten betroffen (Folliculitis, Bläschen, Pusteln). Die Analregion ist in 50% der Fälle mitgegriffen. Bei Sexualpartnern von Patientinnen mit Candida-Kolpitis besteht häufig eine Balanoposthitis.

Am zweiter Stelle der Schleimhautcandidosen findet sich die Stomatitis. 30–70% aller Prothesenträger leiden an Candida-Stomatitis

[160, 190, 205], kenntlich an Erythemen, Belägen (auch auf den Prothesen) und einer Papillenhyperplasie. Oft bestehen auch Anguli infectiosi (= Faulecken oder Perlèche).

An weiteren wichtigen Schleimhautaffektionen durch Candida sind die Otitis media und die Sinusitis anzuführen.

Umstritten ist die Bedeutung der Candida bei perioraler Dermatitis; Fallberichte weisen immer wieder auf eine Abheilung unter antimycetischer Therapie hin (z. B. [31]). Die Tatsache positiver Intracutanreaktionen ist nicht beweisend, da derartige Testergebnisse auch bei Gesunden erhalten werden. Bei Acne vulgaris kommt der Beobachtung von Candida keine Bedeutung zu. Auf chronisch steroidgeschädigter Haut − manchmal die Basis für periorale Dermatitis − liegen häufig Mischinfektionen mit Bakterien und Candida albicans vor (s. Kap. 9).

Chronische, mucocutane Candidosen gehen auf schwere Störungen der Immunabwehr zurück (z. B. familiäre Immundefektsyndrome).

Antikörper im Serum gegen Candida-Zellwandantigene finden sich bei allen Candidosen; Antikörper gegen Zellinhaltsantigene nur bei systemischen Candidosen. Überraschend hoch ist die Zahl der Allergien gegen Schimmelpilze [178].

10.4.2 Diagnose von Haut- und Schleimhautmykosen

Die Diagnose oberflächlicher Mykosen erfolgt
− aus dem klinischen Bild,
− aus dem Nativbefund und
− aus dem Erregernachweis in der Pilzkultur (einzige Möglichkeit der Identifizierung).

Die Diagnose tiefer (systemischer) Mykosen erfolgt
− aus dem klinischen Bild,
− aus dem Erregernachweis in der Pilzkultur und
− aus dem Nachweis der geänderten Immunitätslage (Hauttestungen, serologischer Antikörpernachweis).

Die Diagnose von Mykosen des weiblichen Genitales erfolgt
– aus dem klinischen Bild und
– aus dem Nativbefund.

Eine positive Pilzkultur weist nur das Vorhandensein von Myceten
nach, die aber unter Umständen (z. B. bei geringer Zahl) nicht als
Erreger der vorliegenden Kolpitis angesehen werden dürfen.
Der *Nachweis der Heilung* einer Mykose erfolgt durch Beurteilung
der klinischen Symptome (klinische Heilung) und durch das fehlende
Pilzwachstum bei Ansetzen einer Kultur. Pilzelemente im Nativpräparat können auch auf tote Myceten zurückgehen.
In der Praxis erfolgt die Diagnose von oberflächlichen Mykosen mit
der Nativuntersuchung. Das Untersuchungsmaterial wird mit
20%iger Kalilauge bedeckt, erhitzt und nach Abkühlen unter dem
Mikroskop mit enger Blende betrachtet. Pilzelemente sind als doppelt konturierte, septierte Fäden mit echten Verzweigungen oder als
Ovula zu erkennen. Bei Beimengung von Parker-Tinte zur Kalilauge
treten die genannten Strukturen infolge fehlender Anfärbung deutlich auf dunklem Untergrund hervor.
Im Nativpräparat ist es nicht möglich, Dermatophyten und Hefen zu
unterscheiden. Hefen (Candida albicans) weisen einen Dimorphis-
mus auf: In saprophytären Stadien liegen Sproßzellen (Ovula) vor,
während in parasitären Stadien Pseudomycelien ausgebildet werden.
Hier kann dann leicht eine Verwechslung mit Dermatophyten erfolgen; entsprechende Beispiele sind in Abb. 39 und 40 wiedergegeben
[178].
Pilzkulturen werden nur vergleichsweise selten angesetzt. Nicht
überall ist hierzu die Möglichkeit gegeben und der Aufwand lohnt
nur in bestimmten Fällen, z. B. zur Klärung, ob eine Nagelmykose
bei einem älteren Patienten durch Dermatophyten verursacht ist (Indikation zur langfristigen oralen Griseofulvinbehandlung). Bei trophisch gestörten Nägeln kann ebenso gut eine andere Pilzart vorliegen (opportunistische Mykose) und die Griseofulvinbehandlung
wäre sinnlos. Bei jugendlichen Patienten ohne Zeichen irgendwel-
cher infektionsbegünstigender Leiden wird man sich leichter auch
von exakter Erregeridentifizierung zum Beginn einer Griseofulvinbehandlung entschließen.
Leider kommen immer wieder kombinierte Infektionen mit Derma-

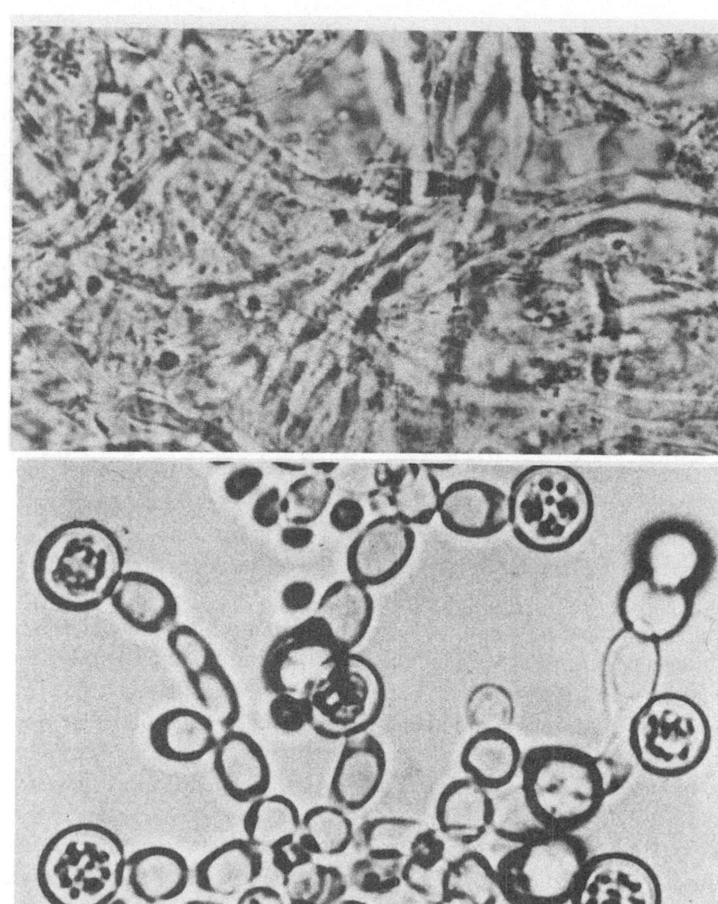

Abb. 39. *Candida albicans im parasitären und saprophytären Stadium.* Oben: Nativpräparat aus einer Nagelplatte. Man sieht nur Fäden, Sproßzellen fehlen. *Unten:* Kultur auf Reisagar. Man erkennt zahlreiche Chlamydosporen und Pseudomycelien. Nach RIETH

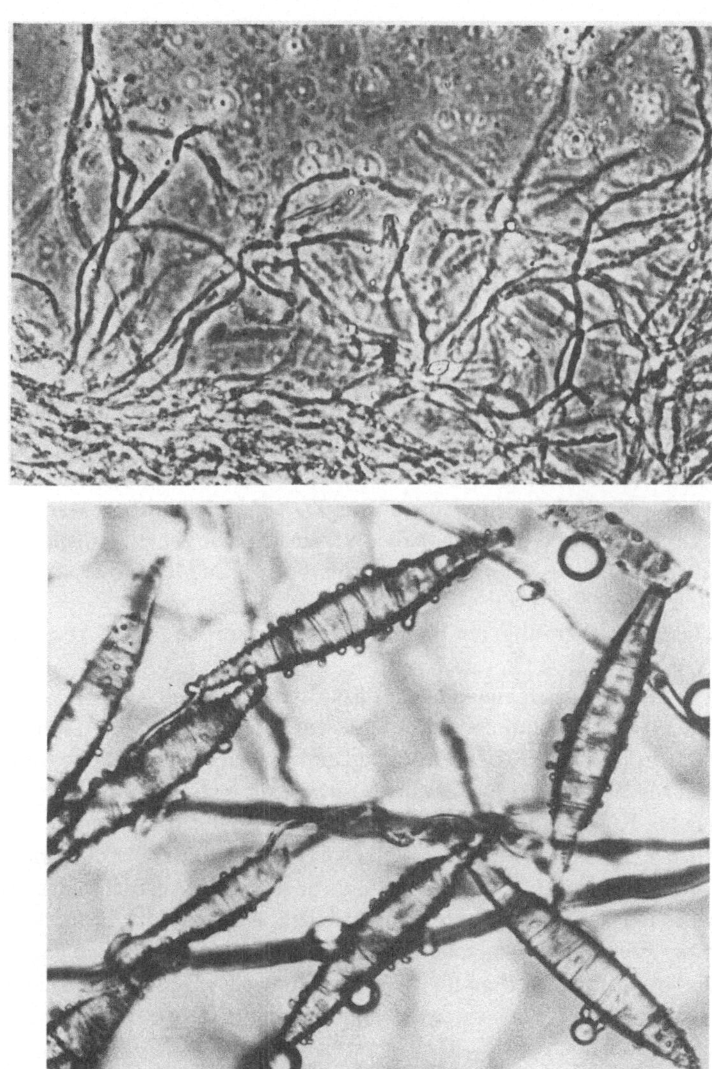

Abb. 40. *Dermatophyten im parasitären und saprophytären Stadium. Oben:* Dermatophyt in einem Nativpräparat (KOH) aus Hautschuppen. Man sieht nur Fäden. *Unten:* Kultur auf Kimmig-Agar. Man erkennt die typischen rauhwandigen Makroconidien am Luftmycel (Microsporum canis). Nach RIETH

tophyten und Scopulariopsis (nicht griseofulvinempfindlich) vor, was besondere diagnostische und therapeutische Probleme bietet.

Bei oberflächlichen Mykosen genügen zur Diagnosestellung klinisches Bild und Nativbefund. Breitspektrumantimycetica können bei Vorliegen von Dermatophyten ebenso wirkungsvoll eingesetzt werden wie bei Vorliegen von Hefen oder Schimmelpilzen. Insofern haben die Imidazolderivate die Therapie in der Praxis vereinfacht und die Sicherheit hinsichtlich eines Behandlungserfolges erhöht.

10.5 Mykosen des weiblichen Genitales

Kolpitiden und Vulvitiden durch Myceten sind unter die opportunistischen Mykosen einzureihen. Als Erreger kommen in erster Linie Hefen (Candidaspecies) vor.

Unter den Kolpitiden gehen etwa 60% auf Hefen zurück, während etwa 20% durch Trichomonaden verursacht sind; bei den restlichen 20% handelt es sich um „unspezifische" Kolpitiden (traumatische Reizungen, Bakterien).

Die Diagnose erfolgt am besten durch Untersuchung eines Abstrichs (s. Abschn. 10.4.1).

Der Nachweis von Hefen in der Pilzkultur ist nur dann sinnvoll, wenn entsprechende klinische Symptome vorliegen. Auch bei Gesunden lassen sich häufig Hefen im Vaginalabstrich nachweisen. Diese wenigen Myceten ergeben aber eine positive Kultur. Ein positives Ergebnis bei Kultur auf Nickerson-Medium erlaubt nur die Diagnose *Levurose* (Hefepilzerkrankung); ob eine Candidose oder Torulopsidose vorliegt, ist so nicht zu entscheiden. Im gefärbten Abstrich hingegen läßt sich die Zahl der Hefen beurteilen. Will man die Effektivität einer Behandlungsmaßnahme beweisen, so kann die negative Kultur als strengstes Kriterium für die Vernichtung aller Pilze gelten. Häufig wird aber auch über einen vollen klinischen Erfolg berichtet, wenn die Kultur noch positiv ist (s. oben).

Als klassisches Beispiel einer opportunistischen Mykose läßt sich die Candida-Kolpitis als Folge einer systemischen Anwendung von Trichomonadenmitteln anführen. Bei etwa 20% der Patientinnen, die wegen einer Trichomonadeninfektion oral mit Metronidazol, Tinidazol, Nimorazol, Ornidazol oder Secnidazol behandelt wurden, tritt

eine Candida-Kolpitis auf. *Drei Ursachen werden hierfür diskutiert:*
- Die Vernichtung anaerober Keime schafft freien Lebensraum für
  Mikroben. Dies führt zu einer Wucherung der bereits vorhandenen Hefen.
- Imidazolderivate mit Substitution am Stickstoffatom in Position 5
  — und nur diese sind oral gegen Trichomonaden wirksam — schädigen die Scheidenepithelien und stören die natürliche Abwehr
  gegen Hefen.
- Imidazolderivate stimulieren direkt das Wachstum und die Pathogenität von Hefen. Von Metronidazol in Konzentrationen zwischen 0,1 und 500 µg/m konnte allerdings ein derartiger Effekt
  ausgeschlossen werden [172].

Die Häufigkeit der Entstehung einer Candida-Kolpitis bei systemischer Trichomonadenbehandlung hat dazu geführt, daß fast schon
routinemäßig eine entsprechende lokale Prophylaxe vorgenommen
wird, z. B. durch Anwendung von Clotrimazol, Miconazol oder Econazol in Form von Vaginalglobuli oder in Form einer Vaginalcreme
[143].
Vaginalmykosen sind von Bedeutung für die betroffene Patientin
und bei Vorliegen einer Schwangerschaft für das Neugeborene. Die
Patientin leidet unter den klinischen Symptomen (s. Abschn. „Candidosen" 10.4.1); hervorzuheben ist die Dyspareunie, die in seltenen
Fällen sogar im Vordergrund steht. Hieraus resultieren Schwierigkeiten in sexueller Hinsicht, oft tritt eine Entfremdung der Partner ein.
Wiederholt wurde über Vaginalmykosen als Ursache einer Sterilität
berichtet.
Mit steigender Dauer der Schwangerschaft nimmt die Incidenz der
Candida-Kolpitis zu; im ersten Trimenon liegt der Prozentsatz er-
krankter Frauen bei 10, um im dritten Trimenon 50% zu erreichen
[53]. Bei Vorliegen einer vaginalen Candidose zum Zeitpunkt der
Geburt ist die Wahrscheinlichkeit einer Infektion des *Neugeborenen*
40–80%. Mitunter bleibt die Infektion symptomlos; über Frühgeburten kann eine Einschleppung von Candida in Pflegestationen erfolgen [194, 195]. Immer häufiger wird die prophylaktische antimycetische Behandlung *aller Schwangeren* 4 Wochen vor dem errechneten
Geburtstermin gefordert.
Bei Candida-Kolpitis liegt praktisch immer auch eine Candida-Vul-

vitis vor; die Analregion ist etwa bei der Hälfte der Patientinnen befallen. 40–60% der Sexualpartner von Frauen mit Candida-Kolpitis weisen eine Candida-Balanitis auf.

Den Ursachen nach liegt etwa bei jeder zweiten bis dritten Patientin mit Vaginalmykose eine Kolpitis durch Candida albicans vor. Weitere Hefen mit pathogenetischer Bedeutung für Kolpitiden sind Candida tropicalis und Rhodotorula-Stämme.

10.6 Systemmykosen

Als Systemmykosen im engeren Sinn („tropische" Mykosen) werden sechs Erkrankungen bezeichnet: die nordamerikanische Blastomykose (Erreger: Blastomyces dermatitidis), die Paracoccidioidomykose (= südamerikanische Blastomykose; Erreger: Blastomyces brasiliensis) und die Coccidioidomykose (Erreger: Coccidioides immitis), die Cryptococcose — früher Torulose — (Erreger: Cryptococcus neoformans), die Sporotrichose (Erreger: Sporothrix schenkii), die Histoplasmose (Erreger: Histoplasma capsulatum) und die Chromomykose (Erreger: Hormodendrum compactum).
Opportunistische Systemmykosen bei Immundefekten, bei langdauernder Antibioticabehandlung, unter zytostatischer Therapie usw. können auf eine große Zahl von Erregern zurückgehen [20]. Am häufigsten findet man Candida albicans oder Aspergillusstämme. Systemmykosen bedürfen einer systemischen Behandlung.

10.7 Allgemeines zur Mykosebehandlung

10.7.1 Systemische Behandlung

Zur systemischen Mykosebehandlung, wie sie bei Organmykosen und bei tiefen Hautmykosen notwendig ist, stehen Chemotherapeutica (Imidazolderivate, Amphotericin B-Desoxycholat-Komplex, 5-Fluorcytosin), Gaben von Transferfaktor (Gemisch von Polypeptiden und Oligonucleotiden, hergestellt aus menschlichen Lymphocyten; Molekulargewicht etwa 10000) und Immunstimulation (Vaccinierung, Levamisol, s. [165]) zur Verfügung. — Griseofulvin, ein Antibioticum, wirkt ausschließlich gegen Dermatophyten und ist deshalb nur begrenzt anwendbar. Der *Amphotericin B-Desoxycholat-Komplex* kann intravenös, intrathekal (bei Meningitis), intraperitoneal (Spülungen) und intraarticulär verabreicht werden [29, 151, 238].

Die Toxizität dieses löslichen Polyenkomplexes ist vergleichsweise hoch: In Dosierungen von 1 mg/kg Körpergewicht verursacht Amphotericin B reversible Nierenschäden (60% der Patienten), irreversible Nierenschäden (20% der Patienten), schwere Allgemeinreaktionen wie Fieber und Krämpfe (50–80% der Patienten), Abfall der Hämoglobinwerte (30–50% der Patienten) und Thrombophlebitiden (20% der Patienten) [18].

Die antimikrobielle Aktivität von Amphotericin B gegen Erreger von Systemmykosen ist in Tabelle 17 zusammengestellt. Die Wirksamkeit von Amphotericin B ist bei Aspergillose unsicher; bei Blastomykose, Coccidioidomykose, Candidose und Histoplasmose bringt Amphotericin B in etwa 50% der Fälle Erfolge. Trotzdem gilt Amphotericin B einstweilen noch als Mittel der Wahl bei Coccidioidomykose, Histoplasmose, Aspergillose und Phykomykose; bei Blastomykosen, Candidose, Cryptococcose, Sporotrichose und (lokaler) Chromomykose wird es als Mittel der zweiten Wahl angesehen [18].

Tabelle 17. Minimale Hemmkonzentrationen von Amphotericin B, 5-Fluorcytosin und Econazol gegen Erreger von Systemmykosen

	Minimale Hemmkonzentrationen in μg/ml		
	Amphotericin B	5-Fluorcytosin	Econazol
Candida albicans	0,5	0,1–10	1,0
Aspergillusarten	0,8	1,0–10	0,01
Torulopsis glabrata	0,5	0,1–10	0,1
Cryptococcus neoformans	0,2	0,5–15	0,1
Histoplasma capsulatum	1,0	–	0,01
Coccidioides immitis	2,0	–	[a]
Blastomyces dermatitidis	12,0	–	0,01
Hormodendrum compactum	15,0	–	[a]
Sporothrix schenkii	8,0	–	0,01

[a] Keine Angaben.

5-Fluorcytosin ist ein Antimetabolit, der in Tagesdosen von 100–200 mg/kg Körpergewicht vergleichsweise gut vertragen wird. 5-Fluorcytosin wird in der Hefezelle zu 5-Fluoruracil desaminiert; 5-Fluoruracil wird in Ribonucleinsäuren anstatt Uracil eingebaut. Damit wird die Ribonucleinsäure für Proteinsynthesen funktionsunfähig. 5-Fluorcytosin kann oral verabreicht werden. An unerwünschten Wirkungen wurden Leberfunktions- und Blutbildungsstörungen beobachtet.

Das Spektrum von 5-Fluorcytosin ist in Tabelle 17 zusammengestellt. — Der Wert von 5-Fluorcytosin in der systemischen Mykosebehandlung ist begrenzt, da Hefen eine rasche mutative Resistenzentwicklung zeigen (Änderung der aktiven Transportmechanismen durch die Zellwand, Änderung der Desaminaseaktivität im Zellplasma, Hemmung der Phosphorylierung von Uracil bzw. 5-Fluoruracil für den Einbau in Ribonucleinsäure). 10% der Aspergillus- und Candidastämme weisen eine primäre Resistenz auf [147]. Deshalb darf 5-Fluorcytosin erst nach Keimaustestung (Resistenzbestimmung) angewendet werden. Bei nachgewiesenermaßen fehlender Resistenz ist 5-Fluorcytosin das Mittel der Wahl bei Candidosen, Torulopsidosen, Cryptococcose und Chromomykose [18, 196].

Amphotericin B und 5-Fluorcytosin können bei Systemmykosen unter Umständen auch kombiniert werden (Tagesdosis 0,3 mg/kg Amphotericin B plus 100–150 mg/kg 5-Fluorcytosin). Hierdurch lassen sich Probleme der Keimresistenz überwinden [196, 238].

Als neueste und wahrscheinlich beste Gruppe systemischer Antimycetica sind die *Imidazolderivate* anzuführen. Die ersten klinischen Ergebnisse lassen vermuten, daß durch die Einführung dieser Substanzgruppe, insbesondere des Miconazols und des Econazols (s. Kap. 13) in die systemische Behandlung von Mykosen eine wesentliche Verbesserung der Therapieerfolge eintrat. In Fällen von opportunistischen Systemmykosen darf jedoch nicht zu viel erwartet werden, da die zugrundeliegende Störung meist nicht zu beheben ist.

Griseofulvin ist in seiner Bedeutung auf die Dermatologie beschränkt. Die Einführung des Griseofulvins in die systemische Behandlung von Dermatophyteninfektionen (oberflächliche und tiefe Tinea, Nagelmykosen) brachte eine Revolution in der Behandlung von Dermatomykosen. Orale Gaben von Griseofulvin in mikrokristalliner Form (Teilchengröße unter 2,6 µm) in einer einmaligen Tagesdosis von 500 mg sind hochwirksam. Binnen 4 Wochen erfolgt eine rezidivfreie Abheilung der Dermatophytien, Trichophytien und Mikrosporien. Bei Nagelmykosen muß bis zur völligen Erneuerung des Nagels weiterbehandelt werden, was bei Durchblutungsstörungen der unteren Extremitäten bis zu 2 Jahren dauern kann.

Bei oberflächlichen Dermatophytien wird man sich nicht sofort zu einer oralen Griseofulvinbehandlung entschließen. Erst nach Ausschöpfung aller Möglichkeiten der lokalen Behandlung sollte die Indikation zur systemischen Medikation gestellt werden. Bei Nagelerkrankungen durch griseofulvinempfindliche Myceten wird aber sofort mit der oralen Medikation begonnen.

10.7.2 Lokale Antimycetica

Unendlich groß, fast nicht mehr überschaubar ist die Zahl der Substanzen, die bereits in der Lokalbehandlung mycetischer Infektionen eingesetzt wurden. In allen Gruppen antimikrobieller Wirkstoffe (Antiseptica, Chemotherapeutica usw.) fanden sich Substanzen mit guter Wirkung gegen Myceten.

Die wichtigsten Gruppen lokaler Antimycetica seien hier kurz erwähnt: Phenole und Phenolderivate, Salicylsäure und halogenierte Salicylsäurederivate, Carbonsäuren, aromatische Sulfide und Sulfone, 8-Hydroxychinoline, Triphenylmethanfarbstoffe, Phosphonium- und Ammoniumbasen, organische Quecksilberverbindungen und Thiocarbamate (Tolnaftat). An Antibiotica wurden in erster Linie Polyene eingesetzt: Nystatin, Natamycin, Amphotericin B und Variotin.

Von praktisch allen genannten Substanzen und Substanzklassen waren unerwünschte Effekte zu verzeichnen, z. T. lag nur eine geringe antimycetische Wirksamkeit in vivo vor, sodaß in tieferen Hautschichten keine antimycetische (antimikrobielle) Wirkung mehr gegeben war (Salicylsäure) oder es entwickelten sich Lichtreaktionen (halogenierte organische Verbindungen), bzw. systemische toxische Reaktionen bei Einsatz höherer Konzentrationen (Hexachlorophen). Andere Substanzen wiederum störten allfällige gleichzeitig durchgeführte Schilddrüsenfunktionsprüfungen (Clioquinol), bedingten Reizungen (Chinolinderivate), Sensibilisierungen (Chinolinderivate, Variotin) oder Verfärbungen (Nystatin, Amphotericin B, Triphenylmethanfarbstoffe). Wieder andere Antimycetica zeigten schlechte Schleimhautverträglichkeit (oberflächenaktive Stoffe, quarternäre Basen) oder wiesen ein zu enges Spektrum auf (Tolnaftat, Pyrrolnitrin, Nystatin). Auf diese Fragen wurde bereits in den Kapiteln 2 und 8 näher eingegangen.

Mit zunehmenden Kenntnissen über die verschiedenen Arten von Myceten auf der Haut und ihrer Bedeutung stieg das Interesse an sog. „Breitspektrumantimycetica", also mit Wirkstoffen, die gegen alle humanpathogenen Pilze eine starke Aktivität aufweisen; Kombinationen von dermatophytenwirksamen Substanzen (z. B. Tolnaftat) und hefenwirksamen Antibiotica (z. B. Nystatin) konnten sich nicht durchsetzen.

Zu den Breitspektrumantimycetica zählt man heute neben den Imidazolderivaten folgende Substanzen: *Haloprogin* (2, 4, 5-Trichlorphenyl-jodpropargyläther), *Clioquinol* (5-Chlor-7-jod-8-hydroxychinolin), *Chlorquinaldol* (5, 7-Dichlor-2-methyl-8-hydroxychinolin) und *Triclosan* (2, 4, 4'-Trichlor-2'-hydroxydiphenyläther). Die chemischen Strukturformeln der genannten Substanzen finden sich in Abb. 41 wiedergegeben. In Tabelle 18 sind die minimalen Hemm-

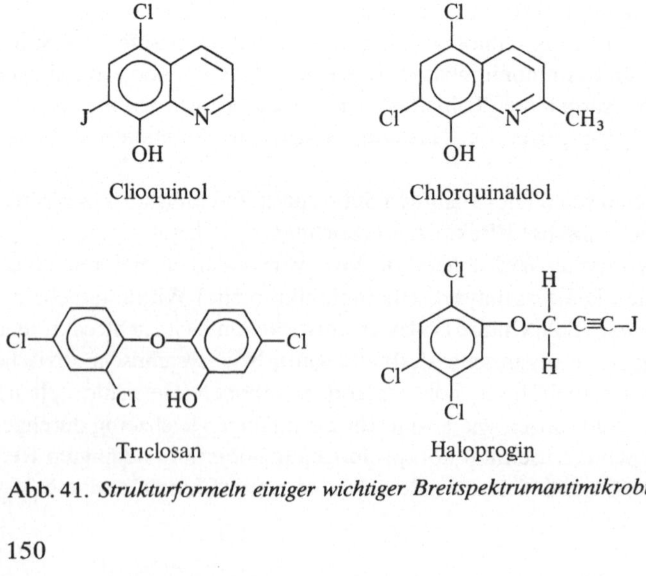

Clioquinol

Chlorquinaldol

Triclosan

Haloprogin

Abb. 41. *Strukturformeln einiger wichtiger Breitspektrumantimikrobica*

150

Tabelle 18. Minimalen Hemmkonzentrationen (in µg/ml) von Haloprogin. Clioquinol, Chlorquinaldol, Triclosan und Econazolnitrat gegen einige wichtige Mikrobenstämme (nach [184, 189, 200, 221])

Mikrobenstamm	Halo-progin	Clio-quinol	Chlor-quinaldol	Tri-closan	Econazol-nitrat
Dermatophyten	1	40	15	10	0,01
Hefen (Candida)	2	10	10	10	12
Schimmelpilze	15	10	20	100	13
Grampositive Bakterien	2	6	3	0,01	0,01
Gramnegative Bakterien	—	40	500	—	—

(— = unwirksam)

Salicylsäure wäre in der Kolonne mit den Werten 750, 2000, 2000, 2500 und 3000 einzutragen; diese Hemmwerte liegen weit höher als die der angeführten Breitspektrumantimikrobica.

konzentrationen einiger Breitspektrumantimycetica zusammengestellt.

Die Angaben beziehen sich auf Mittelwerte. Da die Hemmversuche von verschiedenen Autoren an verschiedenen Keimstämmen durchgeführt wurden, darf die Tabelle nur zur orientierenden Bewertung herangezogen werden; direkte Vergleiche sind nicht zulässig.

Die letzte Entwicklung auf dem Gebiet der extern anzuwendenden Antimycetica sind die Imidazolderivate Clotrimazol, Miconazol- und Econazolnitrat (s. Kap. 12). Diese Substanzen sind auch gegen grampositive Bakterien wirksam („Breitspektrumantimikrobica").

10.7.3 Behandlung von Schleimhautmykosen

Nur Antimycetica mit ausgezeichneter Verträglichkeit sind zur Anwendung auf Schleimhäuten geeignet. Im Gegensatz zur äußeren Haut treten auf Schleimhäuten in der überwiegenden Mehrzahl der Fälle opportunistische Mykosen auf (s. Abschn. 10.4). Oft bestehen auch Mischinfektionen mit Bakterien. Aus diesem Grund sind Breitspektrumantimikrobica, also Substanzen, die nicht nur gegen Hefen und Schimmelpilze, sondern auch gegen Bakterien wirksam sind, besonders geeignete Therapeutica. Besondere Verhältnisse liegen bei der *Kolpitis* vor.

Hier finden sich neben Hefen auch noch bestimmte Bakterien und Protozoen, die als normale Saprophyten anzusprechen sind, aber bei Überwuchern Erkrankungen hervorrufen können. Wirkstoffe mit engem Spektrum stören unter Umständen das mikrobielle Gleichgewicht und bleiben erfolglos (Überwuchern anderer Keime bei etwa gleichbleibender klinischer Symptomatik).

Vergleicht man die mikrobielle Besiedelung der gesunden und der erkrankten Vaginalschleimhaut, so finden sich bei Erkrankung Candida albicans zehnmal häufiger, Trichomonaden 18 mal häufiger und Bacterioides 20 mal häufiger. Es sei hier nochmals betont, daß bei gesunden Frauen in der Scheide immer Bacterioides, fast immer Haemophilus vaginalis (= Corynebacterium vaginale), häufig Hefen und selten Trichomonaden vorliegen. Haemophilus vaginalis findet sich zwar bei 10–20% aller Fälle von Kolpitis (Angaben zwischen 6% und 93%), aber dieser Keim läßt sich auch bei Gesunden nachweisen [24]. Zu berücksichtigen ist ferner, daß die Lactobazillen bei antimikrobieller Behandlung möglichst wenig geschädigt werden sollen. Bei klinischer Anwendung führt Econazolnitrat zu keiner Störung der Laktobakterien [199].

Mit Zunahme der Lactobakterien sinkt der pH-Wert ab, die normalen Verteidigungsmechanismen sind wiederhergestellt und weitere antimikrobielle Effekte durch Chemotherapeutica erübrigen sich. In diesem Zusammenhang ist hervorzuheben, daß mit sinkendem pH-Wert die antimikrobielle Aktivität von Econazol immer geringer wird (s. Abschn. 3.3). Hat also Econazol seine Effekte entfaltet, klingt die Wirkung von selbst ab. Eine „Überbehandlung" mit Störung mikrobieller Gleichgewichte ist dadurch praktisch nicht möglich.

Bei der Behandlung der Candida-Kolpitis sollen in erster Linie Wirkstoffe angewendet werden, die auch imstande sind eine Überwucherung grampositiver Bakterien (Staphylokokken, Streptokokken), eine Überwucherung von Bacterioides und eine Überwucherung von Trichomonaden zu verhindern. Von den Imidazolderivaten wurde Clotrimazol in seiner Wirkung gegen Haemophilus vaginalis untersucht; die minimale Hemmkonzentration lag bei 64 µg/ml [60]. Eine ähnliche Aktivität darf auch von Miconazol und Econazol angenommen werden. Alle Imidazolderivate sind gegen Staphylokokken, Streptokokken und auch gegen Trichomonaden wirksam. Somit liegt ein Spektrum vor, das eine rasche Heilung der Candidose garantiert und darüber hinaus eine weitgehende Sicherheit bietet, daß — bei gleichbleibendem klinischem Bild — die Candidose nicht von einer bakteriellen Infektion oder einer Trichomoniasis abgelöst wird.

11 Systemische Anwendung der antimycetisch wirksamen Imidazolderivate beim Menschen

Clotrimazol, Miconazol und Econazol können zur Behandlung von Systemmykosen beim Menschen oral oder parenteral angewendet werden. Von Miconazol und Econazol werden hier im Gegensatz zur Lokaltherapie die freien Basen und nicht die Nitrate eingesetzt.

Clotrimazol führt beim Menschen rasch zur Enzyminduktion und wird deshalb nur mehr sehr selten angewendet. Clotrimazoltabletten werden schlecht vertragen, es kommt zu Übelkeit, Brechreiz, Magenschmerzen und intestinalen Beschwerden (30% der Fälle). Ein Anstieg der Transaminasen ergibt sich bei 20% der Patienten. Clotrimazol führt — ebenso wie auch Miconazol und Econazol — zu zentralnervösen Erscheinungen (5% der Fälle); es können Halluzinationen auftreten; die Fahrtauglichkeit ist beeinträchtigt [222].

Miconazol wird oral oder intravenös verabreicht. Die Tabletten weisen einen unangenehmen Geschmack auf; bei intravenöser Gabe führt Miconazol leicht zur Phlebitis, eine Gefahr, die durch Verabreichung über tief eingeführte Katheter verringert werden kann [209]. Die bisher vorliegenden therapeutischen Erfahrungen stammen von intravenösen Gaben in einer Dosierung von 100–1200 mg Miconazol dreimal täglich. Die Verträglichkeit ist gut; mit dem Auftreten einer reversiblen, progressiven Thrombocytose und einer Anämie muß bei längerer Behandlung gerechnet werden [113a]. In einem Fall wurde über die Auslösung einer kardiotoxischen Reaktion berichtet [81]. Die systemischen Miconazolanwendungen bewährten sich bei Candidosen verschiedenster Organe, bei mucocutanen Candidosen [110, 232], bei Systemmykosen von Leukämie-Patienten [211, 216] und nach Nierentransplantationen [241], bei Coccidioidomykose [209, 215] und bei Meningitis durch Coccidioides immitis oder Cryptococcus neoformans [42]. Bei Meningitis kann Miconazol auch intrathekal angewendet werden.

Econazol wird in Form magensäureresistenter Kapseln (250 mg) und in Form von Ampullen mit 10 mg Wirkstoff zur intravenösen Anwendung eingesetzt. Tagesdosen bis 1 g oral werden von Erwachsenen gut vertragen; die doppelte Dosis führt zu gastrointestinalen Beschwerden und zu zentralnervösen Störungen, wie Schwindel, Kopfschmerz, Seh- und Hörstörungen; diese Veränderungen sind rasch reversibel. Die gute Verträglichkeit von Econazol ließ sich auch bei Kindern bestätigen; hier beträgt die Tagesdosis 100 mg/kg in vier Darreichungen. Bei intravenöser Gabe wird Econazol in Tagesdosen bis 600 mg gut vertragen. — Systemische Econazolanwendungen bewährten sich bei chronischer mucocutaner Candidose im Kindesalter sowie bei Aspergillose; auch urologische Infektionen mit Trichosporon cutaneum konnten gut beherrscht werden [50]. Wenig ermutigend waren die Erfahrungen beim Mycetom, da die klinisch zu erreichenden Plasma- und Gewebsspiegel weit unter den minimalen Hemmkonzentrationen gegen Leptospheria tompkinsii (32 µg/ml) bleiben [50]. Die guten und gefahrlos zu erzielenden Erfolge mit Miconazol und Econazol führten zu einer Erweiterung der Indikationen zur systemischen Behandlung von Erkrankungen durch Hefen oder Schimmelpilze. Bei chronischen therapieresistenten Hautmykosen sollte man unter bestimmten Bedingungen überlegen, systemische Gaben von Miconazol oder Econazol anzuwenden, um einer Generalisierung vorzubeugen [72].

In vielen Fällen als recht erfolgreich erweisen sich Therapieformen, bei denen Miconazol, bzw. Econazol in Form einer Schaukeltherapie abwechselnd mit Amphotericin B oder 5-Fluorcytosin eingesetzt werden [237]. Eine gleichzeitige Verabreichung von Amphotericin B und Imidazolderivaten sollte vermieden werden (s. Abschn. 4.4.6).

Das neue Imidazolderivat R 34 000 (Abb. 6) ist über das Versuchsstadium noch nicht hinaus; orale Einnahme von 1 g führt beim Menschen zu Serumkonzentrationen, die das Wachstum von Coccidioides immitis hemmen [106].

Daß — generell gesprochen — die Behandlung systemischer opportunistischer Mykosen nicht sehr aussichtsreich ist, liegt mehr an der vorliegenden Schädigung des Organismus als an der schlechten Wirksamkeit der eingesetzten Antimycetica.

12 Lokale Anwendung der antimycetisch wirksamen Imidazolderivate beim Menschen

12.1 Anwendung auf der äußeren Haut

Das erste, vergleichsweise noch weniger stark wirksame Imidazolderivat zur Lokalbehandlung von Hautmykosen war das *Chlormidazol* (s. Abschn. 2.5.2). In Salben, Cremes und Lösungen z. T. in Kombination mit anderen Wirkstoffen wurde diese Substanz in 2,5–5%igen Konzentrationen in der dermatologischen Therapie eingesetzt.
Auf der Schleimhaut wurde Chlormidazol nicht angewendet.
Clotrimazol wird zur Behandlung von Hautmykosen in Form einer 1%igen Creme oder Lösung eingesetzt. In groß angelegten Doppelblindstudien wurde die hohe Wirksamkeit dieses Imidazolderivates bei Hautmykosen gesichert. Die Heilungsraten lagen bei Dermatophytosen zwischen 80% (Fußmykosen) und 98% (Körpermykosen), bei Candidosen betrug die Erfolgsrate 92%; Creme und Lösung sind etwa gleich gut wirksam; unerwünschte Wirkungen (Stechen, Brennen, Irritationen) mußten bei etwa 3% der Patienten festgestellt werden und beruhen wahrscheinlich auf anaphylaktoiden Effekten [206, 218, 240].
Die Anwendung von *Miconazolnitrat* in der Dermatologie erfolgt in Form von Creme, Puder, Lösung und Tinktur; der Wirkstoffgehalt beträgt jeweils 2%. Die Erfolgsraten entsprechen den Erfolgsraten nach Anwendung von Clotrimazol; die Verträglichkeit war gut [10, 100, 224], 3× trat eine Sensibilisierung ein [243]. Bei genügend langer Behandlung ließen sich sogar bei Onychomykosen Erfolge erzielen [3, 227]. Hervorgehoben wurde die gute Wirksamkeit von Miconazol auch bei Hautinfektionen mit grampositiven Bakterien [30, 175].

Econazolnitrat steht für die dermatologische Anwendung in Form von Creme, Lösung (Spraylösung), Puder (Puderspray) und Lotion (Hautmilch) zur Verfügung (Konzentration des Wirkstoffs jeweils 1%). Da Econazol die letzte Entwicklung auf dem Gebiet der Imidazolderivate darstellt, werden die Ergebnisse seiner klinischen Anwendung im folgenden etwas ausführlicher erörtert.

Zunächst seien die Gesamtergebnisse zweier großer Prüfkollektive angeführt: Bei 594 Mykosen war mit Econazolnitrat in 90% der Fälle eine mikrobiell (Befund und Kultur) sichergestellte Heilung zu erzielen [197]. In einer zweiten großen Serie von 534 Patienten fand sich bei 282 mittels *Pilzkultur* kontrollierten Fällen in 98% eine Heilung; bei 401 mit *Nativbefund* kontrollierten Fällen ergab sich eine Heilungsquote von 89% [192]. Allerdings ist zu berücksichtigen, daß im Nativbefund auch tote Pilzfäden ein positives Ergebnis vortäuschen können. In kleineren Prüfserien (50–150 Patienten) konnten die oben angeführten Heilungsquoten bestätigt werden [5, 49, 61, 62, 73, 82, 83, 88, 93, 102, 140, 155, 191, 245]. Betont wurden die guten Erfolge selbst bei lange bestehenden Mykosen [54]. Kontrollen klinisch-chemischer Befunde ergaben – wie erwartet – keinerlei Veränderungen unter externer Econazolbehandlung [88].

Gute Erfolge brachte die Anwendung Econazolnitrat-haltiger Präparationen auch bei Erkrankungen durch Pityrosporonarten. Neun Fälle von Folliculitis durch Pityrosporon ovale konnten rasch zur Abheilung gebracht werden [46]. In einer durchschnittlichen Behandlungszeit von 3–4 Wochen erfolgte bei 222 von 244 dokumentierten Fällen von Pityriasis versicolor eine Heilung [5, 62, 66, 73, 83, 140, 197].

Französische Autoren setzten Econazolnitrat zur Lokalbehandlung von 63 Patienten mit schwerer Seborrhoe des Kopfes ein, bei denen in überreichlichem Maße Pityrosporon ovale vorlag; die Erfolgsrate – beurteilt nach dem klinischen Bild und den Ergebnissen mikrobiologischer Kontrollen – lag bei 90% [8, 9]. Econazolnitrat bewährte sich auch bei tropischen Mykosen der Haut. Nach achttägiger Behandlung konnte eine Abheilung von Epidermophytien und von Tokelau registriert werden [45, 125].

Ebenso wie von Miconazolnitrat ließ sich auch von Econazolnitrat bei topischer Anwendung eine Wirksamkeit gegen Bakterien feststellen. Das Erythrasma spricht auf Econazol gut an; so konnten 23 von 25 Fällen geheilt werden [9, 49, 83], was bei der Chronizität dieser Erkrankung als ausgezeichneter Erfolg zu werten ist.

Die Rate unbeabsichtigter Wirkungen (Brennen usw.) lag unter 1% (s. Abschn. 6.5 und 8.3).

Diesen klinischen Ergebnissen nach ist also Econazolnitrat als verläßlich wirksames und gut verträgliches Antimyzeticum zur Behandlung von Hautmykosen zu bewerten. In den meisten Ländern zählt heute dieser Wirkstoff bereits zum festen Bestandteil der routinemäßigen Arzneimittelverordnung zur externen Behandlung in der Dermatologie.

12.2 Anwendung auf Schleimhäuten

In der *Stomatologie* haben sich die Imidazolderivate zur Mykosebehandlung gut bewährt, sowohl bei Erwachsenen als auch bei Neugeborenen und Kindern. In der Stomatologie verwendet man z. B. Miconazol (250 mg Wirkstoff) als Lutschtabletten. Bei Candida-Stomatitis des Prothesenträgers müssen die Zahnprothesen 1 Std. in eine Lösung von Miconazol eingelegt werden (150 ml mit 250 mg Wirkstoff), zusätzlich zur Schleimhautbehandlung). Die Erfolge einer derartigen Miconazolanwendung erreichen 100%, allerdings treten häufig Rezidive auf [32].

In der *Ophthalmologie* eignen sich die Imidazolderivate aufgrund ihres alle Candida-, Aspergillus- und Fusariumstämme umfassenden antimikrobiellen Spektrums bei guter Verträglichkeit ausgezeichnet zur Behandlung mycetischer Infektionen [87]. Allerdings muß eine exakte Behandlung durchgeführt werden, Applikationen in 6stündigen Intervallen über einige Wochen sind notwendig [150].

In der *Otorhinolaryngologie* ist ebenso wie in der Dermatologie eine starke Zunahme mycetischer Infektionen zu verzeichnen, insbesondere bei Sinusitiden und Otitiden. Unter 173 Patienten mit Otitis externa fanden sich etwa 20% rein mycetische Infektionen; bei weiteren 5% lagen Mischinfektionen mit Myceten und Bakterien vor [67]. Die am häufigsten bei Otitis nachgewiesenen Myceten sind Aspergillus niger und Candida albicans, seltener begegnet man Penicillium-Species, Cephalosporium-Species und Scopulariopsis [16, 67, 84]. Pityrosporum ovale läßt sich im menschlichen Ohr in 70–90%

der Fälle nachweisen [174]; bei Störungen des mikrobiellen Gleichgewichtes oder bei Auftreten von Entzündungen kann dieser Saprophyt parasitäre Eigenschaften annehmen und zu einer opportunistischen Mykose führen. Die Anwendung von Clotrimazol, Miconazol- und Econazolnitrat brachte ausgezeichnete Ergebnisse bei mycetischer Otitis. Zum Beispiel führt eine 1%ige Econazol-Lotion in praktisch allen dokumentierten Fällen innerhalb von 10 Tagen zur Heilung [16, 84].

Besonders groß ist die Bedeutung der Mykosen in der *Gynäkologie.* Hierüber wurde schon an anderer Stelle berichtet (s. Abschn. 10.5). Clotrimazol, Miconazol- und Econazolnitrat in Form von Ovula oder Cremes eignen sich sehr gut zur Behandlung der Candida-Kolpitis. Die gute Wirkung dürfte z. T. mit der breiten antimikrobiellen Wirkung der Imidazolderivate zusammenhängen (Tabelle 19).

Bei einem Vergleich der Wirksamkeit von Miconazolnitrat (2%ige Creme) mit Nystatintabletten bei Candida-Kolpitis schwangerer

Tabelle 19. Minimale Hemmkonzentrationen von Clotrimazol gegen Bakterien, Pilze und Trichomonaden (nach [202])

Keimart	Minimale Hemmkonzentration in µg/ml[a]
Candida albicans und Torulopsis glabrata	0,05– 16
Trichomonas vaginalis	4– 32
Bacterioides (Anaerobier)	2– 16
Diplococcus Neisserii	64–>256
Staph. aureus	1– 16
Streptococcus faecalis	2– 16
Streptococcus pyogenes	0,5–16
Diphtheroide Bakterien	16–125
Coliforme Stäbchen (unter Einschluß von Escherichien, Klebsiellen und Proteusspecies	32–>256
Lactobakterien	125–>256

[a] Konzentrationen im Vaginalsekret nach Anwendung einer Scheidentablette mit 100 mg Wirkstoff: nach 6–8 Std. 447 µg/ml; nach 10–30 Std. 57 µg/ml und nach 31–60 Std. 5 µg/ml.

Frauen ergab sich zwar in beiden Fällen ein guter klinischer Erfolg;
jedoch fanden sich negative Pilzkulturen nur in 56% der mit Nystatin
behandelten Patientinnen, während die Pilzkulturen bei 78% der mit
Miconazol behandelten Frauen negativ waren; Nachbeobachtungen
über 3–4 Monate ergaben eine signifikant niedrigere Rezidivrate bei
den mit Miconazol behandelten Schwangeren [233].
In einer weiteren Vergleichsstudie zeigte sich eine deutliche Überlegenheit des Miconazols gegenüber Amphotericin B [234]. Innerhalb
der Gruppe der Imidazolderivate wurden ebenfalls Vergleiche angestellt; Clotrimazol und Miconazolnitrat erwiesen sich zur lokalen Behandlung der mycetischen Kolpitis als praktisch gleichwertig [99].
Vergleiche zwischen Miconazol- und Econazolnitrat stehen noch aus;
aufgrund der mitgeteilten Erfolgsquoten dürfte Econazol etwas besser wirksam sein (14-Tage-Behandlung).
Die Anwendung von *Econazolnitrat* in Form einer 1%igen Vaginalcreme oder in Form von Ovula mit 50 mg Wirkstoff bringt bei Candida-Kolpitis Erfolgsraten zwischen 90% und 100% [17, 70, 129].
Die Behandlung mit Creme ergibt etwa gleich hohe Erfolge wie Behandlung mit Ovula [126]. Betont wurde das *Anhalten* des Erfolges
(Bewertung nicht nur klinisch, sondern auch durch negativen Kultur-
befund) bei bereits lange bestehenden, therapieresistenten Fällen
[129]. Mittels Vaginalcreme ergab sich bei 1245 dokumentierten Fällen eine Abheilung in 1131 Fällen, was einer Erfolgsquote von 91%
entspricht [15, 135, 137, 144, 236]; ein zweiter Behandlungscyclus
läßt die Erfolgsraten bis auf 95–100% ansteigen [17]. Die 14-tägige
Anwendung von Ovula (50 mg täglich) führte zur Heilung bei 983
von 1089 Patientinnen mit myzetischer Kolpitis [92, 122, 136, 137];
dies entspricht einer Erfolgsrate von 90%. Ein zweiter Behandlungscyclus erhöht diese Rate auf 98% [136, 137].
Eine wesentliche Vereinfachung der Behandlung ergab sich durch
Einführung der *Drei-Tage-Therapie*. Hierbei wird täglich über drei
Tage ein Vaginalovulum mit 150 mg Econazol in die Scheide eingelegt. Dieser Drei-Tage-Cyclus genügte, um bei 1267 von 1452 dokumentierten Patientinnen mit Candida-Kolpitis, also bei 87%, einen
vollen Erfolg zu erzielen [14, 23, 53, 97, 112, 183]. Durch einen
zweiten derartigen Drei-Tage-Cyclus ließ sich eine Heilung bei 98
von 103 Patientinnen erreichen [23]. — Die Drei-Tage-Therapie der
Candida-Kolpitis zeitigt Erfolge, die nur unwesentlich unter den Er-

folgen längerdauernder Behandlungscyclen liegen. Darüber hinaus aber bringt die kurze Behandlungsdauer große Vorteile hinsichtlich der Kooperation der Patientinnen („Compliance"), da eine kurzzeitige Behandlung weit angenehmer und einfacher ist. Der Arzt hat — zumindest weitgehend — die Gewähr, daß die Behandlung auch exakt durchgeführt wird, was bei 14-Tage-Behandlung fast nie erfolgt! (Als Ausnahmen mögen die kontrollierten Studien an klinischen Abteilungen gelten.) Somit kann die Drei-Tage-Behandlung der Candida-Kolpitis als eine für Arzt und Patientinnen erfreuliche neue Therapieform bewertet werden, die den Gegebenheiten der Praxis Rechnung trägt.

Als Medikation zur Behandlung von Begleitsymptomen der Candida-Kolpitis, wie Vulvitis bei der Patientin selbst oder Balanitis beim Partner, bewährte sich Econazolnitrat als 1%iger Puderspray; bei 72 von 80 derartigen Fällen konnte eine rasche Heilung erzielt werden [204].

13 Kombinierte Anwendung von Imidazolderivaten und Glucocorticoiden zur lokalen Behandlung von Hauterkrankungen

13.1 Vorbemerkungen

Auf den ersten Blick mag es widersinnig oder sogar bedenklich erscheinen, Imidazolderivate, also Antimikrobica, mit Glucocorticoiden in der Lokaltherapie zu kombinieren. Glucocorticoide besitzen doch eine immunsuppressive und damit infektionspropagierende Wirkung, weshalb ihre Anwendung bei Infektionen kontraindiziert scheint.

Diese Kontraindikation gilt aber nur für solche Fälle, bei denen eine sichere Abschirmung nicht möglich ist [162]. Bei Anwendung von Imidazolderivaten mit ihren breiten, auch grampositive Bakterien umfassenden Wirkspektren, ist jedoch die Forderung nach Abschirmung bei mikrobiellen Dermatosen erfüllt.

Werden Clotrimazol, Miconazol oder Econazol zusammen mit Glucocorticoiden eingesetzt, so ergibt sich ein guter Schutz gegen eine der häufigsten unerwünschten Wirkungen der Glucocorticoide, gegen die Infektpropagation. Somit lassen sich die Glucocorticoide auch auf sekundär infizierten Läsionen (insbesondere auf subakuten und chronischen Ekzemen) gefahrlos — im Hinblick auf mikrobielle Prozesse — und erfolgreich anwenden.

Für die antimikrobielle (antimycetische) Behandlung ist der Glucocorticoidzusatz ebenfalls von Vorteil. Unverträglichkeitsreaktionen durch Wirkstoffe, Konservierungsstoffe und Grundlagen werden verhindert (Hemmung von Empfindlichkeits- und Überempfindlichkeitsreaktionen); durch die Entzündungshemmung erfolgt eine rasche Restitution der normalen Keimflora an der Hautoberfläche (Schutz gegen Parasiten, s. Kap. 9) und Overtreatment-Phänomene (durch plötzlichen Keimzerfall auftretende lokale und sogar generalisierte Reaktionen) werden verhindert. Als Folge der juckreizstillenden Wirkung unterbleibt das Kratzen, mit dem immer wieder neue Keime auf die Läsionen aufgebracht werden.

Auf der anderen Seite ist zu berücksichtigen, daß Glucocorticoide durch Unterdrückung der Entzündung Infektionen (das Vorliegen von infektionsverursachenden Keimen) maskieren können. Nach — scheinbarer, nur klinischer — Abheilung treten Rezidive auf, sowie die Therapie unterbrochen wird. Erfolgt aber gleichzeitig die Anwendung eines hochaktiven, sicher wirksamen und gut penetrierenden Antimikrobicums (z. B. Econazol), so ist die Gefahr der Maskierung nicht gegeben. Experimentell wurde gezeigt, daß Glucocorticoide die Keime gegen die Wirkungen bestimmter Antimikrobica (s. später) nicht schützen, zumindest nicht in dem Konzentrationsverhältnis, in dem die beiden Komponenten zusammen eingesetzt werden.

Im Gegensatz zu früheren Meinungen herrscht heute fast Einhelligkeit darüber, daß akute „klassische" Hautmykosen (Dermatophytosen) mit einem Imidazolderivat zusammen mit einem Glucocorticoid behandelt werden können. Die Beigabe des Steroids bedingt ein rascheres Sistieren von Brennen und Jucken; die subjektiven Symptome verschwinden früher, aber auch die Entzündungszeichen klingen rascher ab. Die Behandlungsdauer bis zur *Abheilung der Mykose* erfährt jedoch *keine* Verkürzung. Dies ergibt das Problem, den Patienten zur korrekten Fortführung der Behandlung über den nun leider einmal notwendigen Zeitraum bis zur völligen Hauterneuerung durch Turnover zu motivieren (etwa 4 Wochen). Gerade bei rasch einsetzender Besserung wird der Patient dazu veranlaßt, die Behandlung vorzeitig abzubrechen. Bei Verordnung eines Antimyceticums zusammen mit einem Glucocorticoid muß der Arzt den Patienten auf die notwendige Behandlungsdauer ganz besonders eindringlich hinweisen.

Kombinationspräparate, die ein Antimyceticum und ein Glucocorticoid enthalten, haben ihren festen Platz in der externen Mykosebehandlung [113]. Das Antimyceticum kann ein Antibioticum sein oder ein antimycetisch wirksames Chemotherapeuticum mit engem Spektrum, mit breitem Spektrum (Breitspektrumantimyceticum) oder am besten ein Breitspektrumantimikrobicum.

Bei *akuten* Läsionen liegt der Vorteil der Glucocorticoidanwendung in der raschen Beseitigung der entzündlichen Symptome; bei *chronischen* Mykosen beseitigt das Glucocorticoid die Lichenifizierung [146] und ermöglicht damit eine bessere Wirkungsentfaltung des Antimyceticums.

13.2 Kombination von Antibiotica mit Glucocorticoiden

Wie den Verordnungszahlen zu entnehmen ist, haben sich die Kombinationspräparate mit Antibiotica und Glucocorticoiden in der Lokalbehandlung durchgesetzt, trotz aller Widerstände [109]. Die Kombinationen enthalten entweder ein antibakteriell wirksames Antibioticum (z. B. Neomycin oder Gentamicin) zusammen mit einem Glucocorticoid; einige Präparate enthalten darüber hinaus auch noch ein antimycetisches Antibioticum, z. B. Natamycin, Amphotericin B oder Nystatin; Kombinationen eines antimycetischen Antibioticums mit einem Glucocorticoid sind selten [1, 2, 109, 176, 160, 231].
Nicht ganz einfach war bei solchen Präparaten zur Ekzembehandlung der Nachweis, daß die Kombination wirksamer ist als das Glucocorticoid allein, welches z. B. bei bestimmten sekundär besiedelten (kolonisierten) Ekzemen auch als einziger Wirkstoff erfolgreich ist. Exakte Beurteilungen sind nur dann möglich, wenn Keimzahlzählungen durchgeführt werden. Liegen mehr als 10^6 Staphylokokken/cm^2 Läsionsoberfläche vor, wird sich bereits nach wenigen Tagen im klinischen Bild und in den mikrobiologischen Kontrollen die Überlegenheit der Kombination gegenüber dem Monoprodukt sicherstellen lassen [109]. Bei geringen Keimzahlen, wenn also nur wenig Staphylokokken vorliegen, ist die Kombination nicht erfolgreicher als die reine Glucocorticoidpräparation. Um die Unterschiede deutlich zu machen, spricht man bei geringen Keimzahlen von sekundär besiedelten („colonized") Hautstellen; liegen mehr als 10^6 Staphylokokken/cm^2 Läsionsoberfläche vor, ist der Ausdruck infizierte („infected") Hautläsion berechtigt. *Klinisch* ist eine Unterscheidung nicht möglich. Um sicher zu gehen, wird meist empfohlen, die Kombinationen einzusetzen. Wie sehr infizierte entzündliche Hautveränderungen einer lokalen antimikrobiellen Behandlung bedürfen, wurde bereits mehrfach eindrucksvoll dokumentiert [109].
Auf sekundär infizierten *Ekzemen* kommt der Effekt des beigegebe-

nen Antibioticums erst bei höheren Keimzahlen zum Tragen [109].
Bei *Infektionen* bedingt das beigegebene Glucocorticoid eine raschere Erleichterung der subjektiven Symptome und eine raschere Heilung bei unveränderter mikrobiologischer Wirksamkeit. Bei *Candidosen* konnte die Überlegenheit einer Nystatin-Triamcinolon-Kombination über Nystatin allein bewiesen werden [25].
In experimentellen humanpharmakologischen Untersuchungen konnte der Beweis erbracht werden, daß nach definierten Infektionen die Anwesenheit eines Glucocorticoids die Keimzahlreduktion durch Neomycin, bzw. Nystatin nicht beeinträchtigt. Auf der anderen Seite konnte dokumentiert werden, daß die Anwesenheit des Steroids zu einer Vermehrung der Staphylokokkenzahl im Vergleich zu den nur mit Salbengrundlage behandelten Hautstellen führt (Tabelle 16).
Vor dem gemeinsamen Einsatz von Antibiotica und Glucocorticoiden in einer Präparation müssen Wechselwirkungen der beiden Wirkstoffgruppen in vitro ausgeschlossen werden.

Als derartige Wechselwirkungen wären denkbar:

- direkte chemische Reaktionen,
- Begünstigung der Spaltung oder Zerstörung,
- physikalisch-chemischer Antagonismus (gleiche Receptorstellen),
- biologischer Antagonismus (Glucocorticoide in niedrigen Konzentrationen, wie sie in tieferen Hautschichten vorliegen, stimulieren den Stoffwechsel von Candida albicans und Staphylokokken; Pseudomonas aeruginosa wird auch in hohen Konzentrationen stimuliert, was allerdings auf den abgespaltenen Esterrest und nicht auf das Glucocorticoid zurückgeht (Abb. 24; Lit. bei [158, 159, 160]),
- Beeinflussung der Penetration (s. z. B. [44]); von der *Absorption* des Antibioticums müßte aufgrund der bekannten Gefäßwirkung der Steroide in erster Linie eine Abschwächung erwartet werden (s. Abschn. 4.4.4). Besonders stark wäre dieser Effekt am Beginn der Behandlung, da nach mehrmaligen Applikationen eine Abschwächung der Glucocorticoidwirkung erfolgt (Tachyphylaxie).

In den meisten Kombinationen konnten Wechselwirkungen zwischen Glucocorticoiden und Antibiotica in den klinisch eingesetzten Konzentrationsverhältnissen ausgeschlossen werden (Ausnahmen: das

Steroidantibioticum Fusidinsäure und das besonders stark sterolreaktive Heptaenantibioticum Hamycin). Nach Ausschluß einer Beeinträchtigung der antimikrobiellen Aktivität des Antibioticums durch das Glucocorticoid wäre noch zu prüfen, ob sich die Wirksamkeit des Glucocorticoids in Anwesenheit des Antibioticums verändert; diese Prüfungen erfolgen zweckmäßigerweise durch Auslösung eines Abblassungsphänomens an menschlicher Haut. In diesem Test konnten Auswirkungen eines Antibiotikazusatzes auf Glucocorticoideffekte bisher nicht festgestellt werden (Näheres bei [158, 159, 160, 162, 173]).

Mit abnehmender Anwendungsmöglichkeit der Antibiotica in der Lokaltherapie, eine Folge zunehmender Sensibilisierungen der Patienten und zunehmender Resistenzen der Mikroben, konzentrierte sich das Interesse der Therapeuten auf die kombinierte Anwendung von (nicht biologisch synthetisierten) Chemotherapeutica und Glucocorticoiden.

13.3 Salicylsäure, Haloprogin, Clioquinol, Chlorquinaldol und Triclosan

Dem gemeinsamen Einsatz von Salicylsäure und Glucocorticoiden fehlt die antimikrobielle Wirkung im eigentlichen Sinn, da die Hemmkonzentrationen der Salicylsäure auf Mikroben (750 µg/ml bei Trichophyton mentagrophytes, 2000 µg/ml bei Candida albicans und 2500 µg/ml bei Staphylokokken und Streptokokken) zu gering sind (siehe Tabelle 18), um in den tieferen Hautschichten noch ausreichende Effekte zu erzielen [189]. Die klinische Verträglichkeit der Wirkstoffkombination ist gut; eine Anwendung erfolgt bei trockenen, schuppenden Dermatosen [74] unter Ausnützung weniger der antimikrobiellen als vielmehr der desquamierenden Wirkung von Salicylsäure. Auf die Gefahr systemischer toxischer Effekte bei protrahierter Anwendung ist zu achten.

Haloprogin, der 3-Jod-2-propynyl-2,4,5-trichlorphenyläther, wird in der externen Therapie von mikrobiellen Dermatosen fallweise mit einem Glucocorticoid kombiniert eingesetzt. Eine Beigabe von Neomycin dient der Erweiterung des antibakteriellen Spektrums (Wirkung gegen gramnegative Keime). In vitro erfährt Haloprogin keine

Wirkungsbeeinträchtigung durch Neomycin und/oder Glucocorticoide [168]. — Die Erfolgsraten einer Anwendung von Haloprogin bei Hautmykosen liegen nur bei 80%, also unter den Erfolgsraten der Imidazolderivate (Lit. bei [168]). Haloprogin ist bei der in vivo vorliegenden Sauerstoffspannung weniger gut wirksam als in vitro [147].

Clioquinol wird zur externen Behandlung mikrobieller und „kolonisierter" Dermatosen zusammen mit Flumethason eingesetzt; die Erfolge wurden teilweise sehr günstig beurteilt [75, 98].

Auch *Chlorquinaldol* findet in einem Kombinationspräparat zusammen mit einem Glucocorticoid therapeutische Anwendung bei Dermatosen. Die Kombination *Triclosan* und Flumethason erwies sich bei Mykosen der Kombination Chlormidazol/Fluocinolonacetonid als gleichwertig [182]. — Kombinierte Anwendungen der Breitspektrumantimikrobica (Haloprogin, Clioquinol, Chlorquinaldol, Triclosan) und Glukokortikoiden in der Lokalbehandlung von Hautläsionen brachten gute Ergebnisse; unerwünschte Wirkungen, die auf die *Kombination* zurückzuführen wären, kamen nicht zur Beobachtung (s. Kap. 2 und 10.7.2). Mit den Imidazolderivaten stehen aus klinisch-pharmakologischer Sicht bessere und sichere Substanzen zur Verfügung, von derem Einsatz zusammen mit Glucocorticoiden noch günstigere Resultate erwartet werden durften.

In Tabelle 18 findet sich ein Vergleich der minimalen Hemmkonzentrationen (Mittelwerte aus verschiedenen Stämmen) von Haloprogin, Clioquinol, Chlorquinaldol, Triclosan und Econazolnitrat auf Dermatophyten, Hefen und Bakterien.

13.4 Imidazolderivate und Glucocorticoide

Von den Imidazolderivaten wurden bisher Chlormidazol, Miconazolund Econazolnitrat kombiniert mit Glucocorticoiden zur Lokalbehandlung mikrobieller Hautläsionen eingesetzt.

Von Chlormidazol gibt es zwei Kombinationen: 2,5% Chlormidazol mit 1% Hydrocortison (sowie 0,05% Tyrothricin und 0,3% Xanthocillin) und 5% Chlormidazol mit 0,1% Fluocinolonacetonid. Die Erfolge bei Hautmykosen wurden durchwegs günstig beurteilt, jedoch verhindert das Steroid nicht die auftretenden Irritationen. Die anti-

mycetische Aktivität von Chlormidazol erfährt durch Fluocinolonacetonid in vitro eine leichte Abschwächung [171], jedoch dürfte
diesem Effekt keine klinische Relevanz zukommen.

Miconazolnitrat wird in einer Konzentration von 2% zusammen mit
1% Hydrocortison in der dermatologischen Therapie verwendet [10,
123, 146]. In einer Doppelblindstudie erwies sich die Kombination
als den Einzelkomponenten überlegen; die Studie erfolgte über 4
Wochen an 63 Patienten mit verschiedenen mycetischen oder bakteriellen Hautläsionen. Am Beginn war die Kombination in ihrer Fä-
higkeit, die Entzündung zu unterdrücken (rasche Besserung der subjektiven Symptome), der 1%igen Hydrocortison- und der 2%igen
Miconazolnitratpräparation signifikant überlegen. Am Ende des
Versuchszeitraums übertraf 2% Miconazolnitrat die Hydrocortison-
creme (Unterdrückung der Entzündung). Am Beginn der Behandlung konnten 62mal Mikroben in der Kultur nachgewiesen werden;
in der Gruppe „kombinierte Behandlung" (zu Beginn 15mal Dermatophyten, 6mal Bakterien) fand sich nach dreiwöchiger Behandlung
in keinem einzigen Fall mehr ein Dermatophyt oder ein Bakterium.
In der Miconazolgruppe erfolgte eine Reduktion der positiven Kul-
turbefunde von 20 auf 2; nur in der Hydrocortisongruppe (Beginn
13mal Dermatophyten, 8mal Bakterien) lagen nach dreiwöchiger
Behandlung noch 17 positive Kulturen vor (11mal Dermatophyten,
6mal Bakterien) [123]. Ähnlich gute Ergebnisse berichtete auch eine
andere Gruppe von Autoren [59a].

Seit kurzem wird 1% Econazolnitrat mit Triamcinolonacetonid
(0,1%) zur externen Therapie von Dermatosen kombiniert. Als besonderer Vorteil wurde auch hier die rasche Bekämpfung der subjektiven Symptome bei mikrobiellen Läsionen herausgestellt. Bei Auswertung der entsprechenden Symptome ergab sich eine statistisch
signifikante Überlegenheit gegenüber der Präparation ohne Glucocorticoid [68, 197].

Im einzelnen war festzustellen, daß die Anwesenheit von Triamcinolonacetonid den therapeutischen Effekt von Econazolnitrat bei Tinea
verschiedenster Arten nicht beeinträchtigt; Nachuntersuchungen
mittels Kultur ergaben durchwegs die gleichen Erfolgsraten wie die
Anwendung von Econazolnitrat allein. Klinisch war jedoch eine raschere Heilung zu verzeichnen. Die Feststellung der Überlegenheit
der kombinierten Präparation gegenüber der reinen Econazolcreme

erfolgte sowohl durch den behandelnden Arzt als auch durch den Patienten.

13.5 Indikationen für den kombinierten Einsatz von Imidazolderivaten und Glucocorticoiden

Kombinationspräparate können überall dort eingesetzt werden, wo die Imidazolderivate indiziert sind, also auf Hautinfektionen und sekundär infizierten (bzw. besiedelten = „kolonisierten") Läsionen, wenn gleichzeitig stärkere Entzündungszeichen vorliegen.
Clotrimazol, Miconazol- und Econazolnitrat sind Breitspektrumantimikrobica; sie sind deshalb bei Doppelinfektionen, atypischen Infektionen und multiplen Infektionen ebenso anwendbar wie bei Mischinfektionen. Von hohem Wert ist ihr Einsatz zur Prophylaxe der Infektpropagation, einer der wichtigsten unerwünschten Glucocorticoideffekte.
Bei stark entzündlichen Mykosen, egal ob durch Dermatophyten, Hefen oder Schimmelpilze verursacht, bewährt sich die kombinierte Anwendung eines Imidazolderivates und eines Glucocorticoids (s. Abschn. 13.4). Weiter erweist sich der Einsatz derartiger Kombinationen bei einer Vielzahl von sekundär durch Myceten oder grampositive Bakterien besiedelten Läsionen als günstig. Derartige Hautveränderungen gibt es zahlreiche: chronische und subakute Ekzeme (Neurodermitis, Kontaktekzeme, nummuläre Ekzeme usw.), Windelekzeme, intertriginöse Ekzeme, interdigitale „Mykosen", Intertrigo, Paronychie, Perlèche, Cheilitis, Balanitis, Vulvitis und Otitis.
Die Verbreiterung des antimikrobiellen Spektrums von Imidazolderivat/Glucocorticoid-Kombinationen erscheint nicht notwendig; die Beigabe von 1% Azidamfenicol zu einer Präparation mit 1% Clotrimazol und 0,04% Dexamethason verstärkt die Wirksamkeit gegen grampositive Bakterien, wozu eigentlich keinerlei Notwendigkeit besteht, wie kontrollierte Studien zeigten (s. S. 168). Eine Wirkung gegen gramnegative Keime ist bei Betrachtung ekzematöser Läsionen kaum sinnvoll, da diese Keime ohne Bedeutung für die Pathogenese entzündlicher Hautoberflächenveränderungen sind (s. S. 114).

14 Wertung der Mykosen in verschiedenen Fachgebieten

14.1 Dermatologie

Im Fachgebiet der Dermatologie machen oberflächliche und tiefe Pilzinfektionen unter Einbeziehung der Nagelinfektionen bis zu 15% der Erkrankungsfälle aus. Nach Angaben in verschiedenen Statistiken schwankt der Anteil der Mykosen im dermatologischen Krankengut zwischen 7 und 15%.

Die Dermatophytosen sind die klassischen parasitären Mykosen. Die Ansteckung erfolgt von Mensch zu Mensch oder von Tier zu Mensch. Die klinischen Bilder sind als typisch anzusprechen.

Candidosen und Schimmelpilzerkrankungen bieten häufig uncharakteristische Bilder; diese Mykosen sind als opportunistische Infektionen anzusehen (siehe Kap. 9 und 10).

Die Pityriasis versicolor ist die klassische saprophytäre Mykose. Auch zahlreiche „tropische" Mykosen befallen die Haut (Cryptococcose, Nordamerikanische Blastomykose, Südamerikanische Blastomykose = Paracoccidioidomykose, Coccidioidomykose, Histoplasmose, Sporotrichose, Chromomykose usw.). Ausführliche Angaben und Bilddokumentation hierzu bei [78].

14.2 Gynäkologie

Kolpitis und Vulvitis durch Myceten gehören zu den häufigsten Erkrankungen im Fachgebiet der Gynäkologie. Oft verlaufen diese opportunistischen Pilzinfektionen (s. Abschn. 10.5) asymptomatisch.

Bei Schwangeren ergibt sich hieraus eine Gefährdung des Neugeborenen; nur wenn Krankheitszeichen vorliegen, wird rechtzeitig eine

Behandlung vorgenommen, die die Infektion des Neugeborenen verhindert. Allgemein werden deshalb routinemäßige Kontrollen und sogar prophylaktische Behandlung empfohlen. Sexualpartner von Patientinnen mit Candida-Kolpitis und -Vulvitis erkranken in etwa 50% der Fälle an einer Candida-Balanitis.

14.3 Kinderheilkunde

In der Kinderheilkunde finden sich einerseits die Hautmykosen, andererseits die mitunter schwerwiegenden Folgen der Neugeboreneninfektion. Letztere kann sich nur als Candida-Stomatitis manifestieren oder aber zu einer chronischen Enteritis führen. Viele hartnäckige Windelekzeme gehen auf Candidosen zurück; erst nach Sanierung des Eingeweidetraktes kann die Hautbehandlung einen dauerhaften Erfolg bringen. Systemische „opportunistische" Mykosen weisen auf Immundefekte hin.

14.4 Stomatologie

Die Candida-Stomatitis findet sich als häufige Begleiterscheinung bei Prothesenträgern.
Allgemeine Faktoren sind für die Entstehung der mycetischen „opportunistischen" Infektion von geringerer Bedeutung als lokale Faktoren wie mangelnde Hygiene oder schlecht sitzende Prothesen (s. Abschn. 10.4.1). Bei lebensbedrohlichen Erkrankungen des Immunsystems (Leukämien) und bei Carcinomen findet sich in den letzten acht Lebenswochen bei jedem fünften Patienten eine orale Candidose (Candida-Stomatitis).

14.5 Hals-Nasen-Ohrenheilkunde

Entzündliche Erkrankungen des Mittelohres und des äußeren Gehörganges weisen häufig einen Pilzbefall auf. Bei Veränderungen im äußeren Ohrkanal wird heute schon routinemäßig nach dem Vorliegen von Myceten geforscht [55]. Auch bei chronischen Nasennebenhöhlenentzündungen muß an das Vorliegen von opportunistischen Pilzinfektionen gedacht werden.

14.6 Augenheilkunde

Auch hier ist eine Zunahme der Pilzinfektionen zu beobachten. Häufig läßt sich die opportunistische Mykose durch Candida, Fusarium oder Aspergillusarten auf eine unsachgemäße Anwendung von Glucocorticoid-haltigen Präparationen oder auf eine lang dauernde Antibioticabehandlung zurückführen. Mycetische Keratitiden bedingen lebenslängliche Beeinträchtigungen des Sehvermögens und können sogar Erblindung verursachen.

14.7 Proktologie

Bei Pruritus ani und bei Analekzemen wird die Bedeutung der Myceten (in erster Linie Hefen aus dem Darm) häufig unterschätzt. Chronische Analekzeme erfahren fast immer eine opportunistische Besiedelung (und klinische Verschlechterung) durch Myceten [181]. Bei jedem dritten Menschen finden sich im Anorectalbereich Hefen und/ oder Schimmelpilze als Saprophyten [124]. Bei 100 Patienten mit anorectalen Beschwerden liegt in etwa 40% der Fälle Candida albicans im Enddarm vor.

14.8 Urologie

Parallel mit der Zunahme der Candida-Kolpitis und Candida-Balanitis läßt sich auch eine Zunahme der Fälle von Candida-Urethritis und Candida-Cystitis feststellen.
Überreichlich mit den verschiedensten Antibiotica behandelte Urethritiden münden häufig in Candida-Urethritiden. Hier ist die Antibioticabehandlung von entscheidender pathogenetischer Bedeutung für die „opportunistische" Mykose. Von den Patienten mit „psychischer" Urethritis (Schuldgefühle, Läsion der Urethra durch ständiges Ausdrücken = „Quetsch-Urethritis") ist bekannt, daß sie von Arzt zu Arzt pilgern, um immer wieder Antibiotica verordnet oder verabreicht zu erhalten.
Durch Katheter können Myceten in den Urogenitaltrakt eingeschleppt werden, was bei Patienten mit reduzierter Abwehr zu

schweren Infektionen führt. Opportunistische Pilzinfektionen nach Nierentransplantationen gehen auf die in der Nachbehandlung unumgänglich notwendige Verabreichung von Cytostatica zurück (Unterdrückung der Immunabwehr nicht nur gegen das Fremdtransplantat, sondern auch gegen Myceten).

14.9 Innere Medizin

Opportunistische Pilzinfektionen können praktisch alle inneren Organe befallen. Besondere diagnostische Probleme bietet die Candida-Endocarditis.

Mycetische Erkrankungen des Magendarmtraktes (Oesophagitis, Enteritis) liegen bei Störung der Immunabwehr oder bei reichlicher Antibiotikaeinnahme vor. Hier handelt es sich um Mykosen innerer Oberflächen; gefahrlose und sicher wirksame Therapeutika stehen zur Verfügung.

In der Inneren Medizin sind nicht nur direkte mycetische Infektionen zu berücksichtigen, sondern auch Erkrankungen durch Überempfindlichkeit gegen bestimmte Pilze [4]. Letztlich sei noch auf die Rolle der Myceten als respiratorische Allergene in der Genese von Asthma bronchiale und Rhinitis vasomotorica hingewiesen.

14.10 Orthopädie

Mycetische Arthritiden können bei einer systematisierten Candidose auftreten. Bei Aspergillose wurde sogar ein Befall der Knochen beobachtet.

14.11 Chirurgie — Intensivpflege — Anaesthesiologie

Patienten, die einer Intensivpflege bedürfen, neigen besonders stark zu opportunistischen Pilzinfektionen. Einschleppung solcher Infektionen bei ärztlichen Maßnahmen ist leicht möglich (Katheter, technische Apparate) und mitunter fast nicht zu vermeiden.

15 Schlußbetrachtungen

Die Imidazolderivate haben die Möglichkeiten der antimyzetischen Lokalbehandlung auf Haut und Schleimhaut wesentlich erweitert und verbessert. Über die systemische Anwendung der Imidazolderivate läßt sich heute noch keine endgültige Wertung geben; weitere Untersuchungen und Beobachtungen sind notwendig, vielleicht werden andere als die heute zur Verfügung stehenden Imidazolderivate die Probleme der Behandlung von systemischen Mykosen durch Hefen und Schimmelpilze lösen. Für die Lokalbehandlung mycetischer Infektionen bringt die Einführung der Imidazolderivate große Vorteile. Das antimikrobielle Spektrum umfaßt alle humanpathogenen Pilze und grampositive Bakterien; auch besteht eine Wirksamkeit gegen Trichomonaden. Die klinisch-pharmakologischen Eigenschaften der Imidazolderivate erlauben eine risikofreie Anwendung. Unerwünschte Wirkungen fehlen fast vollständig (keine Sensibilisierungen, keine Lichtreaktionen, nur geringe anaphylaktoide Aktivität). Die gute Penetration bei hoher antimikrobieller Wirksamkeit ermöglicht eine Bekämpfung parasitärer Keime auch in den tieferen Hautschichten, da selbst in der Dermis noch mikrobistatische Konzentrationen erreicht werden. Besonders gut ist die Penetration des Econazolnitrats, welches aus diesem Grund und wegen seiner besonders hohen antimikrobiellen Aktivität vielfach als das beste Imidazolderivat zur Anwendung auf Haut und Schleimhaut angesehen wird.

Das breite antimikrobielle Spektrum der Imidazolderivate Clotrimazol, Miconazol, Isoconazol und Econazol gewährleistet eine sichere therapeutische Wirkung auch in Fällen, bei denen das klinische Bild und der Nativbefund eine Identifizierung des Erregers nicht erlauben, bzw. bei Vorliegen mehrerer Arten von Mikroben. Ferner verhindert die gleichzeitige Aktivität gegen Bakterien die Überwucherung einzelner Stämme als Folge einer Störung des mikrobiellen Gleichgewichtes oder einer Proliferation in vacuo.

In der Gynäkologie, bei Behandlung der mycetischen Kolpitis, erweist sich die Aktivität der Imidazolderivate gegen Myceten, Bakterien und Trichomonaden als besonders vorteilhaft. Hier kommt es beim Einsatz von Chemotherapeutica mit engem Spektrum zur Mykosebehandlung besonders leicht zur Überwucherung anderer Keimstämme und damit zu einem Therapieversagen, zumindest in klinischer Hinsicht. Mit den Imidazolderivaten ist diese Gefahr nicht gegeben.

16 Literatur

1. ABDEL AAL, H., ABDEL FATTAH, A., EL SHIEMY, S., FARIS, R., TADROS, S. S.: A double-blind comparison of a new combination (halcinonide-neomycin-amphotericin) and active controls in cutaneous candidiasis and steroid-responsive dermatoses. J. Int. Med. Res. **4**, 232–236 (1976).
2. ABDEL AAL, H., TADROS, S. S.: Treatment of steroid-responsive dermatoses. An assessment of halcinonide-neomycin-nystatin (HNN). Clin. Trials J. **13**, 118–123 (1976).
3. ACHTEN, G., DEGREEF, H., DOCKX, P.: Treatment of onychomycosis with a solution of miconazole 2% in alcohol. Mykosen **20**, 251–256 (1977).
4. ALMOG, C. H., BEEMER, A. M., KUTTIN, E. S.: Allergic respiratory disease associated with Candida and Trichophyton. Castellania **5**, 181–183 (1977).
5. AMBLARD, P.: L'éconazole et le traitement des mycoses en dermatologie. Rev. méd. Alpes franç. **6**, 41–43 (1977).
6. ANSEHN, S., BOQVIST, L., SCHÖNEBECK, J., WINBLAD, B.: Effect of antimycotics in the surface morphology of Candida albicans. Castellania **2**, 41–44 (1974).
7. ANSEHN, S., WINBLAD, B.: Surface morphology of Candida albicans after treatment with antimycotic drugs. Int. Symposium Medical Mycology, Flims 1977. Mykosen, Suppl. 1, 322–327 (1978).
8. ARON-BRUNETIÈRE, R., DOMPMARTIN-PERNOT, D., DROUHET, E.: Le traitement du pityriasis capitis (état pelliculaire) par le nitrate d'éconazole. Rev. Méd. (Paris) **17**, 1285–1290 (1976).
9. ARON-BRUNETIÈRE, R., DOMPMARTIN-PERNOT, D., DROUHET, E.: Treatment of pityriasis capitis (dandruff) with econazole nitrate. Acta derm.-venereol. (Stockh.) **57**, 77–80 (1977).
10. AUSSEMS, J.: Clinical evaluation of miconazole tincture in skin mycoses. Mykosen **20**, 269–272 (1977).
11. AUSSEMS, J., VAN CUTSEM J.: Traitement des lésions dermatologiques au Dactacort. Ars Méd. (Bruxelles) **29**, 2187–2193 (1974).
12. AVRAM, A., GRUPPER, Ch.: Essais concernant l'activité antifongique et antibacterienne „in vitro" de l'éconazole. 6th Congress ISHAM, Tokyo, 1975.
13. AYLIFFE, G. A. J., GREEN, W., LIVINGSTON, R., LOWBURY, E. J. L.: Anti-

biotic-resistant Staphylococcus aureus in dermatology and burn wards. J. clin. Path. **30**, 40–44 (1977).

14. BALMER, J. A.: Three-day therapy of vulvovaginal candidiasis with econazole: A multicentric study comprising 996 cases. Amer. J. Obstet. Gynec. **126**, 436–441 (1976).

15. BALMER, J. A.: Vaginale Candidiasis und ihre Behandlung mit Econazol. Ars Med. (Liestal) **66**, 195–197 (1976).

16. BAMBULE, J., GRIGORIU, D.: Les otomycoses. Bull. Soc. Mycol. Méd. **6**, 71–74 (1977).

17. BARDIAUX, M., BONHOMME, J., CRIMAIL, Ph., DARMON, M., GUILLAUMIN, J.-P., JULIEN-LAFERRIÈRE, P., LE LIÈVRE, H., LE LOUET, J.-M., LEROY, B., MARTIN-DUPRAY, D., TORRE, M.-Ph.: Nouvel apport dans le traitement des mycoses vulvo-vaginales: l'éconazole. Sem. Hôp. (Paris) **52**, 493–499 (1976).

18. BARTMANN, K.: Antimikrobielle Chemotherapie. Berlin-Heidelberg-New York: Springer 1974.

19. BARTMANN, K., PLEMPEL, M.: Neue Testmethoden in der Mykologie. Münch. med. Wschr. **118**, Suppl. 1, 6–11 (1976).

20. BAUER, R., RAFF, W. K.: Stand der heutigen Antimykotika-Therapie. Castellania **5**, 209–213 (1977).

21. BAUMGART, G., STELZL, G.: Auswirkung von Ultraschallbehandlung auf den imperfekten Pilz Scopulariopsis brevicaulis und seine Pathogenität. Castellania **4**, 41–43 (1976).

22. BAYOT, D.: Essai en clinique gynécologique d'un nouveau traitement local de la vaginite. Brux. Méd. **54**, 515–517 (1974).

23. BEEGUER, J.: Un traitement de trois jours des candidiases vaginales. Méd. et Hyg. (Genève) **34**, 1925–1927 (1976).

24. BERGMAN, S., LUNDGREN, K. M.: Haemophilus vaginalis in vaginitis. Acta obstet. gynec. scand. **44**, 8–17 (1965).

25. BEVERIDGE, G. W., FAIRBURN, E., FINN, O. A., SCOTT, O. L. S., STEWART, T. W., SUMMERLY, R.: A comparison of nystatin cream with nystatin/triamcinolone acetonide combination cream in the treatment of candidal inflammation of the flexures. Curr. med. Res. Opin. **4**, 584–587 (1977).

26. BHARGAVA, A. S., STABEN, P., NIEUWEBOER, B., GUENZEL, P.: Effect of hexachlorophene on the coagulation process in beagle dogs. Arzneimittel-Forsch. **26**, 2183–2185 (1976).

27. BIBEL, D. J., LOVELL, D. J.: Skin flora maps: tool in study of cutaneous ecology. J. invest. Derm. **67**, 265–269 (1976).

28. BORK, K.: Die Kontaktdermatitis. Med. Welt **27**, 1923–1925 (1976).

29. BORTOLUSSI, R. A., BANNATYNE, R. M., ARBUS, G. S.: Treatment of Candida peritonitis by peritoneal lavage with amphotericin B. J. Pediat. **87**, 987–988 (1975).

30. BOTTER, A. A.: Further experiences with miconazole nitrate, a broad-spectrum antimycotic with antibacterial activity. Mykosen **15**, 179–183 (1972).

31. BRADFORD, L. G., MONTES, L. F.: Perioral dermatitis and Candida albicans. Arch. Derm. **105**, 892–895 (1972).

32. BRINCKER, H.: Treatment of oral candidiasis in debilitated patients with miconazole − a new potent antifungal drug. Scand. J. infect. Dis. **8**, 117–120 (1976).

33. BROTHERTON, J.: Biological assay of fungicides against yeasts in vitro using a coulter counter. Mykosen **19**, 361–372 (1976).

34. BROWN, J., WANNAMAKER, L. W., FERRIERI, P.: Enumeration of β-haemolytic Streptococci on normal skin by direct agar contact. J. med. Microbiol. **8**, 503–512 (1975).

35. BRUGMANS, J., VAN CUTSEM, J., HEYKANTS, J., SCHUERMANS, V., THIEPONT, D.: Systemic antifungal potential safety, biotransport and transformation of miconazole nitrate. Europ. J. clin. Pharmacol. **5**, 93–96 (1972).

36. CAMERON, B. D., CHASSEAUD, L. F., CONWAY, B., FOX, N., TAYLOR, T.: Absorption and disposition of econazole nitrate after application to the skins and vaginas of rabbits. Arzneimittel-Forsch. **26**, 2054–2059 (1976).

37. CARTWRIGHT, R. Y.: Pharmacology of imidazole derivatives with antimycotic activity. Int. Symposium Medical Mycology, Flims 1977. Mykosen, Suppl. 1, 298–303 (1978).

38. CHAPPEL, C.: Absorption, metabolism and excretion of H³-econazole (base) in the cynomolgus monkey. Bio Research Laboratories, Montreal, Research Report No. 8496/1, 1974.

39. COSTA, A. L., VALENTI, A., LOTETA, L. E., MIDILI, S.: Antimycotic activity of miconazole (R 18134) in vitro and in vivo. Mykosen **20**, 431–440 (1977)

39a. DEAN, A. V., LAW, S. J., KRIPALAN, K. J., DIFAZIO, L. T.: Metabolism of ^{14}C-econazole nitrate in monkeys. Fed. Proc. **36**, 398–403 (1977).

40. DE NOLLIN, S., BORGERS, M.: The ultrastructure of Candida albicans after in vitro treatment with miconazole. Sabouraudia **12**, 341–351 (1974).

41. DE NOLLIN, S., BORGERS, M.: An ultrastructural and cytochemical study of Candida albicans after in vitro treatment with imidazoles. Mykosen **19**, 317–328 (1976).

42. DERESINSKI, S. C., LILLY, R. B., LEVINE, H. B., GALGIANI, J. N., STEVENS, D. A.: Treatment of fungal meningitis with miconazole. Amer. Rev. resp. Dis. **113**, 71 (1976).

43. DOBIAS, B.: Specific and non-specific immunity in Candida infections. Acta med. scand. Suppl. **421**, 1–94 (1964).

44. DOBOZY, A., PETER, S., SIMON, N.: Die Wirkung von Steroidverbindungen auf die perkutane Resorption einiger Antibiotika. Hautarzt, Suppl. **1**, 11–14 (1976).

45. DOMPMARTIN, D., DROUHET, E.: Folliculites à Pityrosporum ovale. Action de l'éconazole. Bull. Soc. Mycol. Méd. **6**, 15–20 (1977).

46. DOMPMARTIN, D., DROUHET, E., MOREAU, F.: Nouvelle enquête sur „ti-

nea imbricata" (tokelau) et autres épidermomycoses tropicales en Océanie (Iles Nouvelles-Hebrides et Banks); résultats favorables avec un nouvel antifongique, „éconazole" en traitement local. Bull. Soc. Franç. Derm. Syph. **82**, 422–427 (1975).

47. DORN, M., ROEHNERT, K.: Scanning electron microscopy of Pityrosporum furfur. Int. Symposium Medical Mycology, Flims, 1977. Mykosen, Suppl. 1, 141–145 (1978).

48. DORN, M., RUSSWURM, R.: Tierexperimentelle Untersuchungen zur Beeinflussung der Wundheilung durch Candida albicans. Arch. Derm. Res. **256**, 205–212 (1976).

49. DORN, M., SCHERWITZ, Ch., LENTZE, I., PLEWIG, G.: Econazol-Nitrat. In-vitro-Testung und klinische Prüfung. Münch. med. Wschr. **117**, 687–692 (1975).

50. DROUHET, E., DUPONT, B.: Preliminary studies on the pharmacology and therapeutic activity of oral and intravenous econazole. Int. Symposium Med. Mycology, Flims 1977. Mykosen, Suppl. 1, 192–201 (1978).

51. DUHM, B., MAUL, W., MEDENWALD, M., PATZSCHKE, K., WEGENER, L. A., OBERSTE-LEHN, M.: Pharmakokinetik nach topischer Anwendung von Bisphenyl-(2-chlorphenyl)-1-imidazolyl-methan-(^{14}C). Arzneimittel-Forsch. **22**, 1276–1280 (1972).

52. DUHM, B., MEDENWALD, M., PUETTER, J., MAUL, W., PATZSCHKE, K., WEGENER, L. A.: The pharmacokinetics of clotrimazole ^{14}C. Postgrad. med. J. **50**, 13–17 (1975).

53. EBERT, H.: Die Kurztherapie vulvovaginaler Mykosen mit Econazol. Symposium über Econazolnitrat. Vorsitz: H. Rieth. Boppard/Rhein, November 1977 Notabene medici, Melsungen, 1978.

54. EICHMANN, Th.: Lokale Behandlung von Pilzaffektionen der Haut mit Econazol, einem neuen Breitspektrum-Antimykotikum. Schweiz. Rundsch. Med. (Praxis) **63**, 719 (1974).

55. EL-GOTHAMY, M. A. B., EL-GOTHAMY, Z.: Otomycosis — a new line of treatment. Castellania 5. 215–216, 1977.

56. ELKHOULY, A. E.: Verfügbarkeit von Nystatin aus verschiedenen Dermatica gegen Candida albicans. Mykosen **19**, 227–237 (1976).

57. FERRY, D. G., ROBERTS, M. T. S., OTAGO, N., DUNEDIN, Z.: Hexachlorophene absorption in premature infants and surgical patients. Clin. exp. Pharmacol. Physiol. **4**, 211 (1977).

58. FEUERMAN, E., ALTERAS, I.: The prevalence of mycotic infections and the immunologic response in patients with housewives' eczema. Mykosen **19**, 51–54 (1972).

59. FISCHER, T., HARTVIG, P.: Skin absorption of 8-hydroxyquinolines. Lancet **1977** I, 603.

59a. FISCHMAN, O., LEVITES, J., GRINBLAT, M.: Daktacort in skin lesions. Mykosen **20**, 471–475 (1977).

60. FÖRSTER, D., MELCHIOR, K., PLEMPEL, M., SCHNELL, J. D.: Canesten-Wirkung auf Haemophilus vaginalis (Corynebacterium vaginale). Münch. med. Wschr. **118**, Suppl. 1, 53–55 (1976).

179

61. Garrel, J., Millet, P., Jeanney, J. C., Jaquelin, R.: Un nouvel antimycosique d'action polyvalente: l'éconazole. Résultats thérapeutiques. Méd. arm. **4**, 1–5 (1976).

62. Gisslen, H., Hersle, K., Mobacken, H., Nordin, P.: Topical treatment of dermatomycoses and tinea versicolor with econazole cream 1% (Pevaryl®). Curr. ther. Res. **21**, 681–684 (1977).

63. Gloor, M., Geilhof, A., Ronneberger, G., Friedrich, H. C.: Biochemical and physiological parameters on the healthy skin surface of persons with candidal intertrigo and of persons with tinea cruris. Arch. Derm. Res. **257**, 203–211 (1976).

64. Götz, H., Bever, U.: Beobachtungen über Dermatophytenbefall bei der Neurodermitis constitutionalis. Mykosen **20**, 107–111 (1977).

65. Götz, H., Zabel, M.: Unterschwellige Röntgenstrahlendosen als akzidenteller infektionsfördernder Faktor für eine Tinea des rechten Zeigefingers. Mykosen **20**, 224–228 (1977).

66. Grigoriu, D.: Aspects cliniques, histologiques et thérapeutiques du pityriasis versicolor. Bull. Soc. Mycol. Méd. **6**, 25–28 (1977).

67. Grigoriu, D., Bambule, J.: Otomycoses and their treatment. Int. Symposium Medical Mycology, Flims 1977. Mykosen, Suppl. 1, 82–86 (1978).

68. Grigoriu, D., Grigoriu, A.: Étude thérapeutique aveugle des mycoses superficielles. Bull. Soc. Mycol. Méd. **6**, 295–299 (1977).

69. Grupper, Ch., Avram, A.: Un nouvel antifongique à large spectre: l'éconazole. Action in vitro et in vivo. 6th Congress ISHAM, Tokyo 1975.

70. Guez, C., Tourne· C. E., Ritter, J., Gandar, R.: Etude de l'action du Gyno-Pévaryl® sur les mycoses génitales. Méd. Nord et Est, 1976, **11**, 1–3 (1976).

70a. Haller, I.: Vergleichende experimentelle Prüfung moderner Antimykotika in vitro und in vivo. Hautarzt **28**, Suppl. 2, 187–188 (1977).

70b. Haller, I., Plempel, M.: Experimental in vitro and in vivo comparison of modern antimycotics. Curr. Med. Res. Opin. **5**, 315–327 (1977/78).

71. Hansson, H.: Mycotic infections in eczematous patients. Curr. ther. Res. **22**, 24–26 (1977).

72. Hantschke, D., Wente, W., Gronemann, A.: Paronychie durch Aspergillus flavus Link. Mykosen **20**, 122–126 (1977).

72a. Heel, R. C., Brogden, R. N., Speight, T. M. Avery, G. S.: Econazole: a review of its antifungal activity and therapeutic efficacy. Drugs 1978 (im Druck).

73. Hempel, M.: Klinische Erfahrungen in der lokalen Behandlung von Dermatomykosen mit Econazol-Hautmilch. Mykosen **18**, 213–219 (1975).

74. Herz, G.: Modernes Kortikoid-Kombinationsexternum für die pädiatrische Dermatotherapie. Ärztl. Prax. **24**, 483–486 (1972).

75. Herz, G.: Kortikoidexterna in der pädiatrischen Praxis. München: Marseille 1973.

76. Herz, G.: Therapie und Mikrobiologie infizierter Dermatosen beim Kind. Ärztl. Prax. **26**, 3433–3439 (1974).

77. HERZ, G.: Bacterial flora of the healthy skin in children. J. int. Med. Res. **4**, 367–374 (1976).
78. HILDICK-SMITH, G., BLANK, H., SARKANY, I.: Fungus diseases and their treatment. Boston: Little & Brown 1964.
79. HOLT, R. J.: Topical pharmacology of imidazole antifungals. J. cutan. Pathol. **3**, 45–59 (1976).
80. HOLT, R. J., NEWMAN, R. L.: The treatment of urinary candidosis with the oral antifungal drugs 5-fluorocytosine and clotrimazole. Develop. Med. Child Neurol. **14**, Suppl. 27, 70–76 (1973).
81. HUIJGENS, P. C., BOEIJINGA, J. K., VAN DER MEER, J.: Een mogelijk cardiotoxische reactie van miconazole-injectiev-loeistof. Ned. T. Geneesk. **119**, 1549–1551 (1975).
82. HURIEZ, Cl., THOMAS, P.: Le Pevaryl® en dermatologie (à propos de 30 observations). Lille méd. **22**, 272–274 (1977).
83. ITANI, Z. S.: Über die Zunahme der Mykosen in Deutschland. Erfahrungen mit dem neuen Breitband-Antimykotikum Econazol. Z. Haut. u. Geschl.-Kr. **49**, 683 (1974).
84. ITANI, Z. S.: Die Behandlung der Otomykosen mit dem neuen Breitband-Antimykotikum Econazol. Mykosen **19**, 247–250 (1976).
85. IWATA, K., KANDA, Y., YAMAGUCHI, H., OSUMI, M.: Electron microscopic studies on the mechanism of action of clotrimazole on Candida albicans. Sabouraudia **11**, 205–209 (1973).
86. IWATA, K., YAMAGUCHI, H., HIRATANI, T.: Mode of action of clotrimazole. Sabouraudia **11**, 158–166 (1973).
87. JONES, B. R., CLAYTON, Y. M., JONES, D. B., O'DAY, D. M., POIRIER, R. H.: The place of Canesten® in the management of oculomycosis. Münch. med. Wschr. **118**, Suppl. 1, 97–103 (1976).
88. KELLER, K.: Klinische Erfahrungen mit dem neuen Antimykotikum Econazol. Schweiz. Rundsch. Med. (Praxis) **63**, 722–724 (1974).
89. KERN, R.: Die Wirkung von Econazol auf Hefezellen. Diplomarbeit, Technische Hochschule Darmstadt, 1976.
90. KERN, R., ZIMMERMANN, F. K.: Über den Wirkungsmechanismus des Antimyzetikum Econazol. Mykosen **20**, 133–146 (1977).
91. KESSLER, H.-J.: In vitro-Untersuchungen zur Frage der Beeinflussung der antimikrobiellen Wirkung von Isoconazol-Nitrat durch Diflucortolon-valerianat. Persönliche Mitteilung, 1977.
92. KIM, DOO HO: The clinical effects of econazole nitrate vaginal suppository for candidal vaginitis. J. Res. Inst. Med. Sci. Korea **9**, 71–75 (1977).
93. KIM, JONG MIN; EUN, HEE CHUL; LEE, CHANG WOO; KIM, HONG SIK: A study on therapeutic evaluation with econazole in patients with dermatomycoses and in vitro determination of minimal inhibitory concentration. Kor. J. Dermatol. **15**, 9–13 (1977).
94. KLIGMAN, A.: The identification of contact allergens by human assay. J. invest. Derm. **47**, 369–374, 393–408 (1966).
95. KLIGMAN, A.: Persönliche Mitteilung. Vortrag am AAD-Meeting, Chicago 1976.

181

96. KNAPP, A., HAUFE, U., SCHWENKE, W.: Über ein neues Antimykotikum auf Hydroxychinolinbasis. Derm. Wschr. **163**, 471–477 (1977).

97. KNÜSEL, H.: Vulvovaginale Mykosen – Kurztherapie (3 Tage) mit Econazol. Geburtsh. u. Frauenheilk. **37**, 43–47 (1977).

98. KONOPKA, E. A., KIMBLE, E. F., ZOGANAS, H. C., HEYMANN, H.: Antimicrobial effectiveness of Locacorten-Vioform® cream in secondary infections of common dermatoses. Dermatologica (Basel) **151**, 1–8 (1975).

99. KORTE, W., SENFT, H. H.: Aktuelle topische Therapie der Genitalmykosen – vergleichende klinische Prüfung von Clotrimazol und Miconazol. Münch. med. Wschr. **118**, Suppl. 1: 45–48 (1976).

100. KULL, E.: Lokale Behandlung von Pilzaffektionen der Haut und der Nägel mit Daktarin®, einem neuen Breitspektrum-Antimykotikum. Schweiz. Rundsch. Med. (Praxis) **61**, 1308–1310 (1972).

101. KUNICKE, A.: Ergebnisse der Clotrimazol-Therapie bei Candida- und Trichomonas-Infektionen. Arzneimittel-Forsch. **24**, 534–539 (1974).

102. LAMBERT, D., CHAPUIS, J. L., CAMERLYNCK, P.: Devant la fréquence croissante des mycoses cutanées: Action de Pévaryl® en dermatologie, premiers résultats. Lyon méd. **237**, 353–354 (1977).

103. LANG, E.. Antibiotika-Therapie. München: Banaschewski 1975.

104. LANG, E.: Anaerobe Infektionen. Antibiotika in der Praxis (Wien) **3**, 34–37 (1977).

105. LANGE, H., PAETZOLD, O.-H., GRAUER, E. K.: Antibiotikaresistenz von Staphylokokken bei Hauterkrankungen. Hautarzt **28**, 314–318 (1977).

106. LEVINE, H. B.: R34000, a dioxolane imidazole in the therapy for experimental coccidioidomycosis. Chest **70**, 755–759 (1976).

107. LEVINE, H. B.: Econazole in experimental coccidioidomycosis. 10th Int. Congress Chemotherapy, Zurich, 1977.

108. LEVINE, H. B., STEVENS, D. A., COBB, J. M., GEBHARDT, A. E.: Miconazole in Coccidioidomycosis. I. Assays of activity in mice and in vitro. J. infect. Dis. **132**, 407–413 (1975).

109. LEYDEN, J. J., KLIGMAN, A. M.: The case for steroid-antibiotic combinations. Brit. J. Dermat. **96**, 179–187 (1977).

110. LORENTE, F., FONTAN, G., GARCIA RODRIGUEZ, M. C., O jeda, J. A.: Treatment of chronic mucocutaneous candidiasis with imidazole derivatives. J. Pediat. **90**, 847 (1977).

111. LORENZETTI, O. J., WERNET, T. C.: Topical parabens: benefits and risks. Dermatologica (Basel) **154**, 244–250 (1977).

112. LURIE, D.: Die 3-Tage-Therapie der vaginalen Candidiasis. Ther. Umsch. **34**, 544–546 (1977).

113. MALE, O.: Die Mykosetherapie im Alltag des Dermatologen. Z. Haut. u. Geschl.-Kr. **52**, 237–238 (1976).

113a. MARMION, L. C., DESSER, K. B., LILLY, R. B., STEVENS, D. A.: Reversible thrombocytosis and anemia due to miconazole therapy. Antimicrobial Agents Chemother. **10**, 447–449 (1976).

114. MARPLES, M. J.: The normal flora of the human skin. Brit. J. Derm. **81**, Suppl. 1, 2–13 (1969).

115. MARPLES, R. R.: Local infections — experimental aspects. J. Soc. Cosmet. Chem. **27**, 449–457 (1976).
116. MARPLES, R. R., REBORA, A., KLIGMAN, A. M.: Topical steroid-antibiotic combinations. Arch. Derm. **108**, 237–240 (1973).
117. MARSH, P. D., SELWYN, S.: Studies on antagonism between human skin bacteria. J. med. Microbiol. **10**, 161–169 (1977).
118. MEBERG, A., LANGSLET, A., SØVDE, A., KOLSTAD, A.: Candida-septicemia with chorioretinitis, osteomyelitis and arthritis treated with systemic miconazole and intraarticular amphotericin B. Mykosen **20**, 257–260 (1977).
119. MEHNERT, B., SCHIEFER, B.: Wechselseitige Beziehungen von Candida albicans und Staphylococcus aureus im Infektionsgeschehen. Vortrag 4. wissenschaftliche Tagung der deutschsprachigen mykologischen Gesellschaft, 119–123. Berlin-Heidelberg-New York: Springer 1967.
120. MEINHOF, W.: Angeborene Immundefektsyndrome und Candida-Mykose. Münch. med. Wschr. **118**, Suppl. 1, 3–5 (1976).
121. MEINHOF, W., SCHRÖPL, F.: Die Häufigkeit von hautpathogenen Pilzen bei Patienten einer überregionalen Diagnoseklinik. Ein Beitrag zur Epidemiologie der Dermatomykosen. Hautarzt **25**, 139–142 (1974).
122. MERMET, D., LONG, B., Saad-Zoy, R.: Une affection d'actualité: Les mycoses vulvo-vaginales, leur traitement par un fongicide: l'éconazole. Premiers résultats. Lyon méd. **237**, 251–252 (1977).
123. MERTENS, R. L. J., MORAIS, J., VERHAMME, G.: A doubleblind study comparing Daktacort®, miconazole and hydrocortisone in inflammatory skin infections. Dermatologica (Basel) **153**, 228–235 (1976).
124. MÖLLER, C., BLUMQVIST, K., KIVILUOTO, O.: Mykologische Flora des Anorektum. Mykosen **20**, 305–308 (1977).
125. MOREAU, F., DOMPMARTIN, D., DROUHET, E.: Essai de traitement, par un nouvel antifongique éconazole, sur des épidermomycoses tropicales. 6th Congress ISHAM, Tokyo, 1975.
126. MOROFF, H.: Erfahrungen bei der Behandlung der Genitalmykose mit einem neuen Antimykotikum in zwei verschiedenen Anwendungsformen. Inauguraldissertation, Göttingen 1975.
127. MÜLLER, J.: Pilzinfektionen im Gefolge antibiotischer Therapie. Münch. med. Wschr. **118**, 669–672 (1976).
128. NELDNER, K. H.: The halogenated 8-hydroxyquinolines. Int. J. Dermat. **16**, 267–273 (1977).
129. NETTER, A.: Progrès récents dans le traitement des candidoses vulvo-vaginales. Rév. franç. Gynéc. **72**, 237–240 (1977).
130. NEUBERT, U., BRAUN-FALCO, O.: Mazeration der Zehenzwischenräume und gramnegativer Fußinfekt. Hautarzt **27**, 538–543 (1976).
131. NIELSEN, M. L., RAAHAVE, D., STAGE, J. G., JUSTESEN, T.: Anaerobic and aerobic skin bacteria before and after skin disinfection with chlorhexidine: An experimental study in volunteers. J. clin. Path. **28**, 793–797 (1975).

132. NILSSON, E., HENNING, C.: The bacteriological flora in candidosis of the skin. Curr. ther. Res. **22**, 27–32 (1977).

133. NOBLE, W. C.: Variation in the prevalence of antibiotic resistance of Staphylococcus aureus from human skin and nares. J. gen. Microbiol. **98**, 125–132 (1977).

134. NOLTE, H., EGGENSPERGER, H.: Die Wirkung von Intimpflegemitteln aus mikrobiologischer Sicht. Ärztl. Kosmetol. **6**, 192–200 (1976).

135. NØRGAARD, O.: Pecilocinum-Allergie. Hautarzt **28**, 35–36 (1977).

136. OBOLENSKY, W., MAIRE, F.: Die vulvo-vaginale Mykose und ihre Behandlung mit Econazol. Dtsch. med. Wschr. **100**, 1730–1733 (1975).

137. OBOLENSKY, W., MAIRE, F.: Les mycoses vulvo-vaginales et leur traitement à l'éconazole. Méd. et Hyg. (Genève) **34**, 1913–1915 (1976).

138. OLSCHEWSKI, M., BICKMANN, M., STOLP, W., PATT, V., SCHNEIDER, J.: Untersuchungen zur Pharmakokinetik von Econazol bei vaginaler Applikation. Forschungsbericht, gynäkologische Klinik der Universität Bonn, BRD, 1973.

139. PARRAN, J., BRINKMAN, J., BRINKMAN, R. E.: The effect of human skin surface lipids upon the activity of antimicrobial agents. J. invest. Derm. **45**, 89–95 (1965).

140. PASTEL, A., TAUB, R., ZARA, A.: Nouvel abord thérapeutique des mycoses cutanéo-muqueuses. Sem. Hôp. (Paris) **52**, 549–552 (1976).

141. PATSCHKE, K., WEGNER, L. A., OBERSTE-LEHN, H., HORSTER, F. A.: Pharmakokinetische Untersuchungen nach topischer Anwendung von Clotrimazol (Canesten®). Münch. med. Wschr. **118**, Suppl. 1, 12–15 (1976).

142. PATT, V.: Hormonal contraception and vaginal mycoses. Int. Symp. Med. Mycology, Flims, 1977. Mykosen, Suppl. 1, 258–266 (1978).

143. PEETERS, F., SNAUWAERT, R., VAN CUTSEM, J., AMERY, W.: A controlled trial with miconazole in the prevention of yeast infections occurring after treatment of vaginal trichomoniasis. Europ. J. Gyn. Reprod. Biol. **4**, 95–99 (1974).

144. PEIOS, E.: Lokalbehandlung von Soor-Kolpitis mit Econazol. Schweiz. Rundsch. Med. (Praxis) **64**, 1261–1262 (1975).

145. PERRUCHOUD, A., KOBZA, K., KOPP, C., MIHATSCH, M., HERZOG, H.: Klinik und Therapie der Candidiasis bei pneumologischen Patienten. Schweiz. med. Wschr. **107**, 192–194 (1977).

146. PETTIT, J. H. S.: Treatment of superficial fungal infections of the skin. Drugs **10**, 130–142 (1975).

147. PLEMPEL, M.: Probleme der Therapie mit modernen Antimykotika. Münch. med. Wschr. **118**, Suppl. 1, 19–23 (1976).

148. PLEMPEL, M.: Wirkungen, Nebenwirkungen und Indikationen zweier neuer Azol-Antimykotika. Z. Hautkrankh. **52**, 242 (1977).

149. PLEMPEL, M., BARTMANN, K.: Experimentelle Untersuchungen zur antimykotischen Wirkung von Clotrimazol in vitro und bei lokaler Applikation in vivo. Arzneimittel-Forsch. **22**, 1280–1289 (1972).

149a. POITSCHEK, C., THURNER, J., HALLER, I.: Bestimmung der antimikrobiellen Wirksamkeit einer Kombination aus Azidamfenicol, Clotrimazol und Dexamethason in vitro. Arzneimittel-Forsch. **28**, 232–234, (1978).

150. POLENGHI, F., LASAGNI, A.: Observations on a case of mycokeratitis and its treatment with Bay b 5097 (Canesten®). Mykosen **19**, 223–226 (1976).

151. POPLACK, D. G., JACOBS, S. A.: Candida arthritis treated with amphotericin B. J. Pediat. **87**, 989–990 (1975).

152. PREUSSER, H.-J.: Die Wirkung von Econazol auf die Feinstruktur der Zellen von Trichophyton rubrum. Mykosen **18**, 453–465 (1975).

153. PREUSSER, H.-J.: Effects of in vitro treatment with econazole on the ultrastructure of Candida albicans. Mykosen **19**, 304–316 (1976).

154. PREUSSER, H.-J., ROSTEK, H.: An unusual method of reproduction of Candida albicans and Trichophyton rubrum electron micrographs. Castellania **5**, 87–90 (1977).

155. QADRIPUR, S. A., BOSSE, K.: Econazol, ein neues Breitbandantimykotikum. Z. Haut. u. Geschl.-Kr. **49**, 769–773 (1974).

156. RAAB, W.: Die gegenseitige Beeinflussung von Tuberkulose und systemischer Moniliasis. Derm. Wschr. **149**, 401–408 (1964).

157. RAAB, W.: Die immunologische Bedeutung mikrobieller Organismen an der Hautoberfläche. Allergie u. Asthma **15**, 222–228 (1969).

158. RAAB, W.: Probleme der lokalen Corticosteroidbehandlung. Heidelberg: Hüthig 1971.

159. RAAB, W.: Dermatologie. Grundlagen und Praxis. Stuttgart: Fischer 1972.

160. RAAB, W.: Natamycin. Its properties and possibilities in medicine. Stuttgart: Thieme 1972. Deutsche Ausgabe 1974.

161. RAAB, W.: Klinische Biochemie des Schocks. Stuttgart: Fischer 1975.

162. RAAB, W.: Effects of local corticosteroids in skin infections. Dermatologica (Basel) **152**, Suppl. 1, 67–79 (1976).

163. RAAB, W.: Untersuchungen zur Frage akuter unerwünschter Wirkungen von Erythromycin, Lincomycin und Clindamycin. Int. J. clin. Pharmacol. **15**, 90–97 (1977).

164. RAAB, W.: Clinical pharmacology of modern topical broad-spectrum antimicrobials. Curr. ther. Res. **22**, 65–82 (1977).

165. RAAB, W.: Spezifische und unspezifische Immunstimulation bei Herpes simplex recidivans. Z. Haut. u. Geschl.-Kr. **52**, 565–572 (1977).

166. RAAB, W., GMEINER, B.: Evaluation of econazole by Warburg assay; comparison with other antimicrobials. Mykosen **19**, 238–240 (1976).

167. RAAB, W., GMEINER, B.: Interactions between econazole, a broad-spectrum antimicrobic substance, and topically active glucocorticoids. Dermatologica (Basel) **153**, 14–22 (1976).

168. RAAB, W., KILLER, S.: Haloprogin. Seine Wirksamkeit in Gegenwart von Glukokortikoiden und Neomycin. Z. Haut. u. Geschl.-Kr. **50**, 499–505 (1975).

169. RAAB, W., KLEINSORGE, H.: Diagnose von Arzneimittelallergien. München-Berlin-Wien: Urban & Schwarzenberg 1968.

170. RAAB, W., KLEINSORGE, H., SCHWARTZ, N.: Arzneimittelallergien. Klinik, Diagnose, Differentialdiagnose und Therapie. Stuttgart: Fischer 1978.

171. RAAB, W., WINDISCH, J.: In-vitro-Untersuchungen zur Anwendbarkeit von 1-p-Chlorbenzyl-2-methylbenzimidazol in der Mykosebehandlung. Arch. Derm. Forsch. **240**, 365–374 (1971).

172. RAAB, W., WINDISCH, J.: Zur Entstehung der Candidosen nach Trichomonadenbehandlung. Z. Haut. u. Geschl.-Kr. **48**, 381–384 (1973).

173. RAAB, W., WINDISCH, J. M.: Experimental study on interactions between fluocinonide, neomycin, gramicidin and nystatin. Castellania **3**, 51–58 (1975).

174. RANDIANDICHE, M.: Fréquence de Pityrosporum ovale dans l'oreille humaine. Dermatologica (Basel) **151**, 100–103 (1975).

175. REFAI, M.: Vergleichende Bewertung der antimyzetischen Wirkung von Miconazol in vitro und der antimykotischen Wirkung von Epi-Monistat® und Gyno-Monistat® in vivo. Rodenwaldt-Arch. **1**, 26–31 (1974).

176. REYES-JAVIER, P.: Topical treatment of inflammatory dermatoses and cutaneous candidiasis with a new corticosteroid-antibiotic combination: halcinonide-neomycin-amphotericin. Brit. J. clin. Pract. **31**, 33–39 (1977).

177. RIETH, H.: Epidemiologie der Mykosen in Deutschland und Wandel im Erregerspektrum. Münch. med. Wschr. **118**, Suppl. 1, 69–75 (1976).

178. RIETH, H.: Die Rolle der Schimmelpilze in der Dermatologie. Z. Haut. u. Geschl.-Kr. **52**, 235–236 (1977).

179. RINDT, W., GEIBEL, W.: Blut- und Gewebsspiegel des Antimykotikums Econazol nach vaginaler Applikation. Vortrag 41. Tagung der Deutschen Gesellschaft für Gynäkologie und Geburtshilfe, Hamburg 1976.

180. ROHDE, B.: Balanitis, eine Indikation für Ampho-Moronal-Lösung. Castellania **5**, 221–222 (1977).

181. ROSCHKE, W.: Die proktologische Sprechstunde. München: Urban & Schwarzenberg 1969.

182. ROUBICEK, M., KREBS, A.: Logamel®, ein neues Lokaltherapeutikum bei infizierten entzündlichen Dermatosen. Ergebnisse einer kontrollierten Prüfung bei akuten Dermatomykosen. Schweiz. Rundsch. Med. (Praxis) **66**, 585–588 (1977).

183. RUPPEN, N.: Therapie der Soorkolpitis mit Econazol. Schweiz. Rundsch. Med. (Praxis) **66**, 86–88 (1977).

184. SAVAGE, C. A.: 2-,4,4'-Trichloro-2'-hydroxydiphenylether, a new bacteriostat, and its use in cosmetic products. 6. Congr. Int. Fed. Soc. Cosm. Chemists, Barcelona 1970. Drug Cosm. Indus. **109**, 36 (1971).

185. SCHACTER, L. P., OWELLEN, R. J., RATHBUN, H. K., BUCHANAN, B.: Antagonism between miconazole and amphotericin B. Lancet **1976 II**, 318.

186. SCHAEFER, H.: Pharmakokinetische Untersuchungen nach topischer Anwendung von Econazol. Symp. über Econazolnitrat. Vorsitz: H. Rieth. Boppard/Rhein, November, 1977. Notabene medici, 1978.

187. SCHAEFER, H., STÜTTGEN, G.: Absolute concentrations of an antimycotic agent, econazole, in the human skin after local application. Arzneimittel-Forsch. **26**, 432–435 (1976).

188. SCHÄR, G., KAYSER, F. H., DUPONT, M. C.: Antimicrobial activity of econazole and miconazole in vitro and in experimental candidiasis and aspergillosis. Chemotherapy **22**, 211–220 (1976).

189. SCHERRER, M., KNÜSEL, F., WEIRICH, E. G.: Zur Kenntnis der antimikrobiellen Aktivität von Breitspektrum-Antimikrobika unter besonderer Berücksichtigung der Salicylsäure. Mykosen **14**, 323–334 (1971).

190. SCHERWITZ, C.: Candidaerkrankungen von Haut und Schleimhaut. Med. Klin. **71**, 1172–1182 (1976).

191. SCHERWITZ, C.: Klinische Prüfung von Econazol Haut-Milch und -Crème bei Hautmykosen. Z. Haut. u. Geschl.-Kr. **52**, 117–125 (1977).

192. SCHMID, P.: Klinische Erfahrungen bei der Behandlung von Hautmykosen mit Econazol-Crème und -Puder. Schweiz. Rundsch. Med. (Praxis) **63**, 1156–1158 (1974).

193. SCHNELL, J. D.: Erfahrungen mit dem Antimykotikum Bay b 5097 bei der lokalen Behandlung der Trichomonas vaginalis-Infektion. Geburtsh. u. Frauenheilk. **32**, 787–790 (1972).

194. SCHNELL, J. D., PLEMPEL, M.: Verhütung des Neugeborenen-Soor durch antepartale Behandlung der Mutter. Münch. med. Wschr. **118**, Suppl. 1, 35–37 (1976).

195. SCHNELL, J. D., PLEMPEL, M., KREYSING, M.: Epidemiologie der Vaginalmykose in der Gravidität und ihre Bedeutung für das Neugeborene. Münch. med. Wschr. **118**, Suppl. 1, 30–32 (1976).

196. SCHOLER, H. J.: Grundlagen und Ergebnisse der antimykotischen Chemotherapie mit 5-Fluorocytosin. Chemotherapy **22**, Suppl. 1, 103–146 (1976).

197. SCHWARZ, K. J., LUGGEN, H., BÄNNINGER, R., KONZELMANN, M.: Poliklinische Prüfung von Pevisone®: Doppelblindstudie an 101 Patienten. Schweiz. Rundsch. Med. (Praxis) 67, 1978 (im Druck).

198. SCHWARZ, K. J., MUCH, Th., KONZELMANN, M.: Poliklinische Prüfung von Econazol bei 594 Fällen von Hautmykosen. Dtsch. med. Wschr. **100**, 1497–1500 (1975).

199. SCHWEISFURTH, R.: Untersuchungen über den Effekt einer Econazol-Nitrat-Behandlung auf vaginale Laktobakterien. (In Vorbereitung)

200. SEKI, S., NOMIYA, B., KOEDA, T., UMEMURA, K., ODA, M., OGAWA, H.: Laboratory evaluation of M-1028 (2,4,5-Trichlorophenyl-γ-iodopropargyl ether), a new antimicrobial agent. Antimicrobial. Agents Chemother. **1963**, 569–572.

201. SELWYN, S.: Natural antibiosis among skin bacteria as a primary defence against infection. Brit. J. Derm. **93**, 487–493 (1975).

202. SELWYN, S.: Bacterial vaginitis and the rationale of clotrimazole therapy. Münch. med. Wschr. **118**, Suppl. 1, 49–52 (1976).

203. SHREEDHARA SWAMY, K. H., SIRSI, M., RAMANANDA RAO, G.: Studies on the mechanism of action of miconazole: effect of miconazole on respira-

tion and cell permeability of Candida albicans. Antimicrobiol. Agents Chemother. **5**, 420–425 (1973).

204. SIBOULET, A.: L'éconazole spray-poudre en dermatovénéréologie. Schweiz. Rundsch. Med. (Praxis) **65**, 977–981 (1976).
205. SPIECHOWICZ, E., BAK, Z., BIELUNSKA, S.: Clinical evaluation of natamycin 2,5% suspension in the treatment of a denture stomatitis infected with Candida albicans. Castellania **5**, 175–180 (1977).
206. SPIEKERMANN, P. H., YOUNG, M. D., BLOOMFIELD, N. J.: Clinical evaluation of clotrimazole. A broad-spectrum antifungal agent. Arch. Derm. **112**, 350–352 (1976).
207. STAIB, F., GEIER, R.: Proteolysis products of Candida albicans as a substrate for growth of Staphylococcus aureus — A preliminary report. Zbl. Bakt., I. Abt. Orig. A **218**, 374–375 (1971).
208. STAIB, F., GROSSE, G., MISHRA, S. K.: Staphylococcus aureus and Candida albicans infection (animal experiments). Zbl. Bakt., I. Abt. Orig. A **234**, 450–461 (1976).
209. STEVENS, D. A., LEVINE, H. B., DERESINSKI, S. C.: Miconazole in Coccidioidomycosis. II. Therapeutic and pharmacologic studies in man. Amer. J. Med. **60**, 191–202 (1976).
210. STORCK, H.: Experimentelle Untersuchungen zur Frage der Bedeutung von Mikroben in der Ekzemgenese. Dermatologica (Basel) **96**, 177–262 (1948).
211. STUCHLIK, S.: Über die Behandlung von Soor-Mykosen bei Leukaemie-Patienten mit parenteral applizierbarem Miconazol. Med. Welt **26**, 1255–1256 (1975).
212. STÜTTGEN, G.: zit. n. Schwarz, K. J. et al., [198].
213. STÜTTGEN, G., SCHAEFER, H.: Funktionelle Dermatologie. Berlin-Heidelberg-New York: Springer 1976.
214. STURM, W., GERLACH, Ch.: Verträglichkeitsprüfungen von Chlorhydroxychinolinen und klinischen Erfahrungen mit einer Versuchsrezeptur. Derm. Wschr. **163**, 543–549 (1977).
215. SUNG, J. P.: Treatment of disseminated coccidioidomycosis with miconazole. West. Med. **124**, 191–198 (1976).
216. SVEJGAARD, E.: Miconazole in the treatment of candidiasis of the digestive tract. Acta derm.-venereol. (Stockh.) **56**, 303–306 (1976).
217. SYMOENS, J.: Miconazole for the treatment of systemic mycosis: A review. IXth Int. Congress of Chemotherapy, London 1975.
218. SZARMACH, H., PONIECKA, H., STEPKA, L.: Clotrimazol in der Behandlung von Hautmykosen. Hautarzt **28**, 140–144 (1977).
219. TAUSCH, I.: Zur Wirksamkeit einiger Antimykotika. Derm. Wschr. **163**, 223–234 (1977).
220. TETTENBORN, D., LORKE, D., MACHENER, L.: Experimentelle toxikologische Untersuchungen mit Clotrimazol unter besonderer Berücksichtigung der Reproduktionstoxizität und Neugeborenenverträglichkeit. Münch. med. Wschr. **118**, Suppl. 1, 24–26 (1976).
221. THIENPONT, D., VAN CUTSEM, J., VAN NUETEN, J. M., NIEMEGEERS,

C. J. E., MARSBOOM, R.: Biological and toxicological properties of econazole, a broad-spectrum antimycotic. Arzneimittel-Forsch. **25**, 224–230 (1975).

222. UTZ, J. P.: New drugs for the systemic mycoses: flucytosine and clotrimazole. Bull. N. Y. Acad. Med. **51**, 1103–1108 (1975).

223. VAN CUTSEM, J. M., THIENPONT, D. C.: Miconazole, a broad-spectrum antimycotic agent with antibacterial activity. Chemotherapy **17**, 392–404 (1972).

224. VANDAELE, R., UYTTENDAELE, K.: Miconazole nitrate in the topical treatment of dermatomycoses. A clinical evaluation. Arzneimittel-Forsch. **22**, 1221–1223 (1972).

225. VAN DEN BOSSCHE, H.: Biochemical effects of miconazole on fungi. I. Effects on the uptake and/or utilization of purines, pyrimidines, nucleosides, amino acids and glucose by Candida albicans. Biochem. Pharmacol. **23**, 887–899 (1974).

226. VAN DEN BOSSCHE, H., WILLEMSENS, G., VAN CUTSEM, J. M.: The action of miconazole on the growth of Candida albicans. Sabouraudia **13**, 63–73 (1975).

227. VANDERDONCKT, J., LAUWERS, W., BOCKAERT, J.: Miconazole alcoholic solution in the treatment of mycotic nail infections. Mykosen **19**, 251–256 (1976).

228. VOIGT, W.-H.: Die Wirkung von Clotrimazol (Canesten®) auf die Ultrastruktur von Schimmelpilzen (Aspergillus fumigatus) im infizierten Tier. Mykosen **19**, 345–353 (1976).

229. VOIGT, W.-H., PLEMPEL, M.: Elektronenmikroskopische Untersuchungen an humanpathogenen Pilzen. I. Mitt.: Ultrastrukturelle Veränderungen von Candida albicans-Zellen durch Clotrimazol im Tierexperiment. Arzneimittel-Forsch. **24**, 508–515 (1974).

230. VOIGT, W.-H., SCHNELL, J. D.: Elektronenmikroskopische Untersuchungen an humanpathogenen Pilzen. II. Mitt.: Ultrastrukturelle Veränderungen von Candida albicans-Zellen am menschlichen Vaginalepithel unter der Behandlung mit Clotrimazol. Arzneimittel-Forsch. **24**, 516–521 (1974).

231. WACHS, G. N., MAIBACH, H. I.: Co-operative doubleblind trial of an antibiotic-corticoid combination in impetiginized atopic dermatitis. Brit. J. Derm. **95**, 323–328 (1976).

232. WADE, T. R., JONES, H. E., CHANDA, J.: Efficacy of parenteral miconazole therapy in mycotic infection. Clin. Res. **25**, 287 A (1977).

233. WALLENBURG, H. C. S., WLADIMIROFF, J. W.: Recurrence of vulvovaginal candidosis during pregnancy. Comparison of miconazole vs. nystatin treatment. Obstet. and Gynec. **48**, 491–494 (1976).

234. WARREN, R. M., WELPLY, G. A. C., ELSTEIN, M.: The treatment of vaginal candidosis. A comparative trial of miconazole, amphotericin and povidone iodine. Clin. Trials J. **11**, 148–151 (1974).

235. WELBOURNE, E., CHAMPION, R. H., PARISH, W. E.: Hypersensitivity to bacteria in eczema. I. Brit. J. Derm. **94**, 619–632 (1976).

236. WENZEL-HEINIGER, K.: Beitrag zur Therapie der vulvo-vaginalen Mykosen. Schweiz. Rundsch. Med. (Praxis) **65**, 287–288 (1976).
237. WERSTEN, D.: Zur therapeutischen Anwendung antimykotischer Substanzen. Schweiz. med. Wschr. **106**, 455–459 (1976).
238. WRIGLEY, P. F. M., TOBIAS, J. S., SHAW, E.: Combination antifungal therapy for cryptococcal meningitis. Postgrad. med. J. **52**, 305–308 (1976).
239. YAMAGUCHI, H., IWATA, K.: Mechanism of action of clotrimazole and miconazole on the mycotic cell wall. Vortrag, 18th General Meeting of the Japanese Society of Medical Mycology, Tokyo 1974.
240. ZAIAS, N., BATTISTINI, F.: Superficial mycoses. Treatment with a new broad-spectrum antifungal agent: 1% clotrimazole solution. Arch. Derm. **113**, 307–308 (1977).
241. ZAZGORNIK, J., SCHMIDT, P., THURNER, J., KOPSA, H., DEUTSCH, E.: Klinik und Therapie der Pilzinfektionen nach Nierentransplantation. Dtsch. med. Wschr. **100**, 2082–2093 (1975).
242. ZIMMERMANN, F. K.: The permeabilizing effect of econazole nitrate on yeast cells. 6th Congress ISHAM, Tokyo, 1975.
243. SAMSOEN, M., JELEN, G.: Allergy to Daktarin gel. Contact Dermatitis **3**, 351–352, 1977.
244. CARTWRIGHT, R. Y.: Absorption of econazole from the human gastrointestinal tract. Curr. Chemother. 1978, 231–233.
245. MALE, O., TAPPEINER, J.: Lokalanwendung von Econazol-Creme bei Dermatomykosen. Bericht über die klinische Prüfung bei 69 Fällen. Z. Haut. u. Geschl.-Kr. **52**, 1135–1141 (1977).

17 Sachverzeichnis

Abblassungsphänomen 68 f., 166
Absorption 67 f., 77, 82, 101
Absorptionsspektrum 96
Acne vulgaris 116, 140
Actinomycin D 57
Acridinfarbstoff 6
Adenin 12
Adipositas 127
Adjuvanseffekte 87, 89
Affen 78, 95
Agardiffusionstest 39
Aktivität, anaphylaktoide 99
–, hämolytische ' 94
Allergie 89, 100
– gegen Myceten 173
Alloxan 74
Ammoniumbasen, quarternä-
re 42 ff.
Amöben 15
Amphotericin B 7, 39, 41, 70, 76,
146 ff., 149
Anaerobier 15
Anaesthesiologie 173
Analbereich 145, 172
Analekzeme 172
Anaphylaktoidie 89
Angriffspunkt der Imidazole 58
Anguli infectiosi 140, 169
Antagonismus 64
Antibiogramm 106
Antibiotica 7, 10
Antikörper 87
Antimicrobica 104, 125
Antiseptica 10

Arbeitsmedizin 139
Arzneimittel-Allergien 86
Arzneimitteleffekte, uner-
wünschte 1
Aspergillose 56, 76, 155
Aufflammreaktion 104
Augenheilkunde s. Ophthalmologie
Azidamfenikol 70 f.
Azol-Antimycetica 13

Baktericidie 35 ff.
Bakterien 15
–, gramnegative 114, 117, 151
Bakterioides 152
Bakteriostase 35 ff.
Balanitis 161, 169, 171
Balanoposthitis 139
Barrière-Schädigung 88
Barrièrezone 102
Bay h 4364 22
Behandlungsdauer 163
Benzimidazol 12, 57
Bioverfügbarkeit 25, 72, 107
Blastomycose 146
Breitspektrum-Antimicrobica 9
Breitspektrum-Antimycetica 9,
105
Butirosin 70, 71

Candida albicans 19, 20, 29, 109,
142
Candida-Kolpitis 125, 139 f.
Candidose 76, 139, 148, 153, 155
Capillaropathie 127

Carcinom 171
Cheilitis 169
Chemotherapeutica 11
Chinolinderivate 6
Chirurgie 173
Chlamydosporen 142
Chloramphenikol 9
Chlorhexidin 6
Chlormidazol 12, 16, 66, 167
Chlorquinaldol 11, 41, 43, 150,
  166
Cholesterin 62 ff., 64
Chromomykose 146, 148
Clioquinol 11, 39, 149 f., 166
Clotrimazol 16, 154, 156, 159
Cryptococcose 76, 146, 148
Cystitis 172

Deodorantien 114, 127
Dermatitis, periorale 140
Dermatologie 170
Dermatophyten 26, 27, 128, 143
Dermatophytosen 121
Desinfizientien 6, 10
Dexamethason 66, 71
D-H-S-System 128
Diabetes mellitus 127
Diagnose 140
Difluorcortolon-Valerianat 65, 67
Dioxolan-Imidazole 21
Döderlein-Stäbchen 39
Doppelinfektion 5, 118
Dracunculus 15
Drei-Tage-Therapie 160
Dyspareunie 145

Econazol 18, 24 ff., 155, 157
Elektronendichte 48
Ekzeme 169
Emulsionsstabilisatoren 107
Endocarditis 173
Endotoxine 118
Enteritis 171
Enzyminduktion 13, 81, 95, 154
Epicutanteste 90

Erreger, fakultativer, patho-
  gener 113
Erythrasma 112, 121, 157
Erythrocyten 94
Erythromycin 88
Exkretion 77, 82

Faeces 79
Farbstoffverdrängungstest 91
Faulecke 140, 169
Feuchtegrad 114
Flumethason 167
Fluocinolon-Acetonid 66 f., 167
5-Fluorcytosin 76, 146 ff.
Frühgeburten 145
Fungistase 30, 31, 32, 33
Furunkel 4
Fusidinsäure 166
Fußmycosen 137

Galle 83
Gentamicin 43, 45
Giardia 15
Glucocorticoid 4, 64, 74, 108, 163
–, kombiniertes 110
Gramicidin 108
Granuloma Pouch-Test 67
Griseofulvin 7, 39, 41, 146, 148
Guanin 12
Gynäkologie 159, 170

Hämolyse 94
Haemophilus vaginalis 152
Halbwertszeiten 78
Haloprogin 11, 41, 43 ff., 150, 166
Hals-Nasen-Ohren-Heilkunde
  158, 171
Hamycin 46, 166
Harn 79
Hautfett 64
Hautoberfläche 101
Hautschäden 128
Hautverträglichkeit 96
Hefen 117, 122, 128
Heilung 141
Herz-Kreislauf-Erkrankungen 127

Hexachlorophen 6, 39, 127, 149
Histamin 89, 93
Histoplasmose 146
Hospitalismus 59
Humanalbumin 88
Hund 78, 95
Hydrocortison 66, 167 f.
8-Hydroxychinolin 149
Hyphen 122
Hypochlorit 5

Ikterus 127
Imidazolderivate 21
Impetigo 4
Immundefekt 119, 127
Immundepression 74, 124
Immunitätslage 140
Immunstimulation 13, 15, 146
Immunsystem 171
Infektionen 4, 111
–, parasitäre 111
Infusionszusatz 83
Innere Medizin 173
Intensivpflege 173
Intertrigo 169
Intimsprays 127
Intracutanteste 90
Invertseifen 6
Isoconazol 17, 65

Kalilauge 141
Kaninchen 74, 78, 81
Kaninchenauge 95
Katheter 126, 172, 173
Keimbesiedelung 4
Keimflora 162
Keimmengenempfindlichkeit 26,
  40
Keimzahlen 164
Keratin 61
Keratitis 139
Kinderheilkunde 171
Kinine 89
Kolonisierung 112
Kolpitis 5, 139 f., 145, 152, 170
Kombination 11, 64, 162

Kommensale 116
Konservierungsstoffe 107
Kontaktallergie 86
Kontaktnahme 86
Kontraceptiva, orale 125
Kreislauf, enterohepatischer 78

Laktobakterien 39, 152, 159
Lebensmittelindustrie 103
Leichenhaut 73
Leptosopheria Tompkinsii 155
Leukämie 127, 171
Levamisol 13, 14, 15
Levurose 4
Lichenifizierung 164
Lichtenergie 100
Lichtreaktion 96, 100
Lipidablagerungen 55
Lipide 62, 101
Luftmycel 143

Mause 75, 94
Makroconidien 143
Mastzelldegranulationstest 91 ff.
Mebendazol 13, 14, 15
Medikamente 124
Meerschweinchen 74, 87, 95
Membran 72
Membranschädigung 48
Meningitis 155
Metabolisierung 77, 82
Metabolite 78
Metronidazol 5, 13, 14, 15, 46,
  144, 145
Miconazol 17, 70, 154, 156
Microsporum canis 143
Mikroben 3, 99
Mischinfektion 118
Mitochondrien 48 ff.
Mycelien 122
Mycetom 155
Mykosebehandlung 146
Mykosen 119
–, opportunistische 112, 119

Nagelmykose 141
Natamycin 7, 9, 39, 41, 46, 149
Nativuntersuchung 105
Natriumfusidat 45
Nematoden 15
Neomycin 7, 45, 92, 108, 109
Neugeborene 145
Neurodermitiker 115
Niere 83
Nimorazol 144
Nipa-Ester (Parabene) 107
Niridazol 13, 14, 15
Nucleolus 50
Nystatin 7, 28, 39, 41, 108, 109,
 149, 150

Oberflächenbehandlung 3
Onychomykosen 156
Ophthalmologie 158, 172
Organismen, gramnegative 114
Ornidazol 144
Orthopädie 173
Otitis 139f., 158, 169
Otorhinolaryngologie 158
Overtreatment 6, 104, 162
Ovula 97

Parabene 107
Paracoccidioidomykose 146
Parasiten 116
Paronychie 169
Penetration 101
Penicillin 7, 35, 88, 99
Perlèche 140, 169
Permeabilitätsstörung 71
Peroxid-Vergiftung 56
Pharmakologie 77, 98
Phenol 5
Phenylquecksilber 39
Phospholipide 59
Pilze 15
Pilzkultur 140
Pityriasis versicolor 112, 120, 157
Pityrosporum 117
–, furfur 112, 121, 122
–, ovale 157, 158

pKa-Wert 25
Plasmaspiegel 78
Plasmawert 79
Polyenantibiotica 70, 99
Präparation 107
Primärinfektion 111
Proktitis 139
Proktologie 172
Proteine 61
Proteinreaktivität 86
Prothesen 171
Protozoen 15, 46
Pseudomonas aeruginosa 109
Pseudomycelien 142
Puderspray 161
Pyrrolnitrin 150

R-34000 22
Radioaktivität 73, 78
Ratten 74, 78, 81, 87, 95
Reaktion, allergische 103
–, photoallergische 100
–, phototoxische 100
Resistenz 2, 10, 17, 59ff., 103,
 106, 148
Rete Malpighi 102
Rhodotorula 146

Saccharomyces cerevisiae 29
Salicylsäure 39, 149, 166
Saprophyten 3, 111, 116
Sauerstoffspannung 26
Sauerstoffverbrauch 34, 38
Schimmelpilze 29
Schistosomen 15
Schleimhautcandidosen 139ff.
Schwangerschaft 145
Schwein 81
Schweiß 115
Scopulariopsis 158
Sensibilisierung 86
Seborrhoe 57
Secnidazol 144
Seife 3
Sekundärinfektion 4, 111
Sensibilisierung 2, 104

Serumproteine   61
Sexualhormone   125
Shunt   69
Sinusitis   140
Sporotrichose   146
Squalen   62 ff., 64, 115
Staph. aureus   38, 109, 113
Staphylokokken   3, 35 ff.
Sterilität   145
Sterole   71
Stoffwechselstörungen   127
Stomatitis   139 f., 171
Stomatologie   158, 171
Streptomycin   7, 125
Sulfanilamidothiazol   88
Sulfonamide   7, 99
Systemmykosen   29, 128, 146

Tachyphylaxie   90
Tetracyclin   74, 125
Therapie   74
Thiabendazol   13, 14, 15
Tiermedizin   103
Tinea   4
– manuum   138
– nigra   133
– pedis   138
– profunda   132
– – granulomatosa   138
– superficialis   129
Tineaformen   132
Tinidazol   13, 14, 15, 144
Titandioxid   138
Tokelau   157
Toleranz   59 ff., 106
Tolnaftat   26, 27, 39, 41, 75, 149, 150
Torulopsidose   148
Toxikologie   94
Toxin   112, 116
Toxoplasmen   17

Transferfaktor   146
Triamcinolon-Acetonid   65, 66, 71, 109
Triclosan   11, 150
Trichomonaden   5, 15, 46
Trichomoniasis   153
Trichosporon Cutaneum   155
Triglyceride   62 ff., 64
Triglyceridesterase   116
Triphenylmethanfarbstoffe   6
Tritylimidazole   16
Trypanosomen   15
Tumorpatienten   125
Tyrothricin   167

Ultraviolettabsorption   25
Undecylensäure   39
Urethritis   172
Urologie   172

Vaginalmykosen s. Kolpitis   145
Vaginal-Schleimhaut   85
Variotin   8, 100, 149
Vollantigen   71, 86
Vulvitis   169, 170

Wachstumshemmung   26
Warburg-Versuche   29
Wechselwirkungen   61, 70, 107, 165
Windelekzeme   169, 171
Wirkstoffabgabe   72
Wundheilung   117

Xanthocillin   167

Zahnprothesen   139, 140, 158, 171
Zellkern   50
Zellteilungshemmung   26
Zellwand   48 ff.